Denny Paulicke
Was ist Gesundheit?

opus magnum – edition amici

Denny Paulicke

Was ist Gesundheit?

Versuche zu den Themen:

Krankheit – Arbeitslosigkeit – Mediale Überlastung

Bibliografische Information der Deutschen Nationalbibliothek
Die Deutsche Nationalbibliothek verzeichnet diese Publikation in der Deutschen
Nationalbibliografie; detaillierte bibliografische Daten sind im Internet über
www. dnb.d-nb.de abrufbar

© 2014 by opus magnum, Stuttgart (www. opus-magnum.de)
Version 1.01. Alle Rechte vorbehalten
Lektorat: Prof. Dr. M. Hermann-Röttgen M.A.; Dr. A. Hermann
Umschlaggestaltung und Grafik: Marion Hermann-Röttgen
Herstellung: Book on Demand GmbH. Norderstedt
ISBN 13: 978-3-939322-86-3

Inhalt

Vorwort

In einer Zeit, in der durch grandiose Fortschritte auf dem medizinischen Fachgebiet immer neue chirurgische, pharmazeutische und therapeutische Errungenschaften ungeheuerliche Möglichkeiten erschaffen, ist es erstaunlich und in hohem Maße anerkennenswert, wenn gerade ein junger Wissenschaftler der veränderten Situation nicht euphorisch, sondern im Gegenteil kritisch begegnet.

Neugeborene Frühchen überleben mit weniger als 500 Gramm; schwer Erkrankte erhalten durch Organspenden die Chance auf einen neuen Lebensabschnitt; das Leben von Komapatienten kann aufrechterhalten werden. Durch pränatale Diagnostik können Genschäden und Krankheitsrisiken erkannt werden.

Welch paradiesische Zeiten könnte man meinen. Und doch spottet das Schicksal dem menschlichen Größenwahn, dem Zeitgeist des „Anything goes". Der Mensch ist und bleibt sterblich.

Die ethischen Fragen, die sich aus unseren wunderbaren Möglichkeiten ergeben, sind endlos: Ist es zu rechtfertigen und zu verantworten, wenn menschliches Leben nicht mehr auf dem „natürlichen Wege" nämlich aus der Begegnung von Mann und Frau entsteht, sondern seinen Beginn in einem Tiefkühlfach unter Umständen mit einem unbekannten Vater beginnen muss?

Ist es gesellschaftlich vertretbar, dass die Organspende von allen Parteien erwartet wird, ohne dass das Recht des Menschen auf einen würdigen Tod, auf einen rituellen Übergang vom körperlichen Sein in das Nichtsein als zumindest gleichwertiger Standpunkt gewürdigt wird?

Dass es wünschens- oder zumindest respektierenswert sein sollte, im Kreise der Trauernden und nicht auf dem OP-Tisch der Chirurgen unversehrt im Sinne von Asche zu Asche und Staub zu Staub diese Welt zu verlassen?

Wie muss ein junger Mensch, der mit physischen und gesundheitlichen Einschränkungen geboren wurde und versucht, sein Leben würdevoll zu gestalten, es empfinden, wenn alle diese Existenzen in Zukunft durch pränatale Diagnostik aussortiert werden können?

Wohin führt eine Medizin, die sich trotz des hypokratischen Eids herbei lässt, an jungen Frauen Schönheitsoperationen vorzunehmen, mit der absurden Vorstellung, dass jeder Mensch eine von der Gesellschaft vorgestellten ästhetischen Schönheit entsprechen sollte?

Eine Zeit, die glaubt, das Alter durch Lifting und Anti-Age-Präparate besiegen zu können, begibt sich auf ein törichten, gefährlichen Weg, der für alle gleich endet, nämlich mit dem unvermeidbaren Tod.

Was ist gesund? Was ist krank? Was ist wann Aufgabe des Arztes?

Ein Blick in andere Zeiten und in andere Kulturen zeigt evident, dass das, was Menschen als normal und als gesund empfinden, unendlich verschieden ist. Der junge Autor versucht sich in größter Sachlichkeit und Vorsicht dem Thema zu nähern, in dem er anhand von drei unterschiedlichen Fragestellungen versucht, einen differenzierten Standpunkt als den allgemein vertretenen einzunehmen und zu begründen.

In seinem ersten Essay beschreibt er die Notwendigkeit, den Begriff Gesundheit systemisch und gesellschaftsbezogen zu verstehen und analysiert die diversen Faktoren, die zu unterschiedlichen Wahrnehmungen des Phänomens führen.

In dem Artikel über Arbeitslosigkeit macht er an einem spezifischen Element sozialen Lebens deutlich, wie entschieden hier Bedingungen und Möglichkeiten der einzelnen Personen auf ihre gesundheitliche Entwicklung Einfluss gewinnen.

Der letzte Teil vertieft die inzwischen durch neuro-, physiologische Forschung entstandene Diskussion über die Auswirkungen einer medialen Überlastung auf das zerebrale System und auf das menschliche Verhalten.

Wir hoffen, durch diesen wissenschaftlichen Beitrag eine weiter gehende Diskussion gerade mit jungen Wissenschaftlern zu eröffnen.

Prof. Dr. Marion Hermann-Röttgen

Einleitung

Wenn wir an „Gesundheit" und deren praktische Umsetzung denken, dürften die meisten Menschen vor allem das tägliche Bemühen, ja alles „richtig zu machen, um nicht krank zu werden", vor dem geistigen Auge haben und sie orientieren sich dabei u.a. auf: frisches Obst und Gemüse (möglichst Bio-Produkte), fettarmes Essen, Vollkornprodukte, ausreichend Bewegung, genügend Schlaf und viele weitere „Ratschläge", die uns täglich und inflationär von individuellen und medialen „Expertisen" mithilfe geschickter emotionaler Kopplungen in unser Gedächtnis manövriert werden.

Im Vordergrund stehen dabei vor allem der bewusste Einsatz von Negationen bzw. negative Gefühle auslösende – zum Teil sehr subtile – Anregungen, wie z.B. „So bleiben Sie gesund" oder „Vorsicht Fettmacher" etc. Gesundheitsbewusstsein bedeutet demnach für viele Menschen, sich der ständigen (auch virtuellen) Gefahr für Leib und Seele bewusst zu sein.

Diese zunehmende Sorge scheint dabei eindringlich und monokausal im Sinne des ökonomischen „Werturteils" erklärt werden zu können – so wie in fast allen Bereichen des gesellschaftlichen Lebens. Schlagwörter, die aus der Wirtschaftswelt entlehnt sind, wie „Outsourcing" oder „Ökonomisierung des Privatlebens", sind zu zentralen Themen avanciert, die unser Handeln und Denken in zunehmendem Maß mitbestimmen. Dabei zeichnen sich stetig wachsende Tendenzen ab, die vor allem emotionale Bedürfnisse und persönliche Tätigkeiten in den Blickpunkt der Marktmechanismen lenken: Es gibt den „Nameologist", denjenigen, der einen passenden Namen für das Baby findet. Es finden sich auch Leute, die man bei Problemen mit den Kleinen zurate ziehen kann, wie z.B. „Sauberkeitserzieher", „Schlaftrainer" oder auch „professionelle Partyanimateure". Für Karrierefragen kann man Coaches engagieren; es existieren auch „Mietfreunde" und „Mietgroßeltern". Selbst das Trauern um Verstorbene lässt sich heute „outsourcen": In Los Angeles kann man einen sogenannten „Grabsteinbutler" beauftragen, regelmäßig das Grab eines Verstorbenen zu besuchen und nach einer vorher ausgehandelten Minutenzahl für den Auftrag- und Geldgeber zu trauern.[1]

Diese Beispiele verdeutlichen ausschnitthaft, wie sehr unsere Gesellschaft von einer zunehmenden, sich durch alle Lebensbereiche ziehende Verantwortungsabgabe geprägt ist, die sich auch durch das Ersetzen von ethisch-moralischen Normen und Werten durch „bedeutungsvollen" Konsum und den Glauben an Mechanismen bzw. Experten der freien Marktwirtschaft – also Profit und Egozentrik – „auszeichnet".

Welche Auswirkung die Kommerzialisierung gesellschaftlicher Bereiche hat, wird deutlich, wenn wir uns die aktuellen Vorgänge und Tendenzen rund um das Gesundheitswesen – unzulässige Verallgemeinerungen verbieten sich von selbst – vor Augen führen: den Organspendeskandal[2], die Tatsache, dass jede vierte Klinik in Deutschland sogenannte „Fangprämien" für Patienten zahlt[3], unzählige Fälle von Abrechnungsbetrug[4], Hygieneskandale in renommierten Universitätskliniken[5] und vor allem ärztliches Handeln, das sich nicht aus der Indikation des Patienten speist, sondern aus Abrechnungsprotokollen (Fallpauschaulen bzw. Zusatzhonorare), in denen eine vorgeschriebene Summe von bestimmten ärztlichen Diagnosen und Interventionen einzuhalten sind.[6]

Gesundheitsinstitutionen agieren in diesem Verständnis als Unternehmen und müssen dementsprechende Prioritäten und Strategien wählen. Davon nicht ausgenommen sind in zunehmendem Maße auch wissenschaftliche Einrichtungen wie Forschungsinstitute und Universitäten. Nach den Recherchen der Sendung „Frontal 21" vom 09.04.2013 machte im Jahr 1995 die staatliche Finanzierung von Forschungsvorhaben noch fast zwei Drittel aus, während im Jahr 2009 nur noch rund 50 Prozent staatlich finanziert worden sind.[7]

Die private Finanzierung von Forschung agiert immer häufiger als „billige Lobby" für Unternehmensinteressen und führt innerhalb der wissenschaftlichen Arbeit zu erheblichen Interessenkonflikten, die jedoch oftmals mit Annehmlichkeiten und Zuwendungen marginalisiert werden. Für den Arzt Gunter Frank scheinen sich diese Tendenzen vor allem für den Gesundheitsbereich abzuzeichnen: „Die medizinischen Wissenschaften produzieren heute weitgehende Forschung, die nicht dem Erkenntnisgewinn, dem Herausfinden von Vor- und Nachteilen einer Therapie dient, sondern nur dem Zweck, die Lehrmeinungen zu verteidigen oder die erwünschten Ergebnisse ‚wissenschaftlich' zu belegen."[8] Dabei besteht ja gerade die Aufgabe der Wissenschaft darin, eine Sichtweise zu hinterfragen und durch vollständige Unabhängigkeit ihre Identität zu bewahren. Der Sozialpsychologe Harald Welzer pointiert die Situation: „Die Wissenschaft ist lediglich nur das Spielfeld neben der Wirklichkeit."[9]

Der individuelle Profit scheint also auch im gesundheitlichen Bereich über der Verantwortungswahrnehmung zu stehen. Dabei basiert doch gerade das Gesundheitswesen auf unumstößlichen ethischen und moralischen Fundamenten, die mit dem hier dargestellten Agieren von Personen und Institutionen nichts zu tun haben. Gesellschaftliche Vorgänge sind somit nicht von individuellen Denk- und Handelsweisen – vice versa – zu trennen. Für das Verständnis und die Wahrnehmung von Gesundheit – diese Konditionen werden im Folgenden im Fokus der Betrachtung stehen – bedeutet das, dass gesundheitliche Thematiken mit solider wissenschaftlicher Gründlichkeit und kritischer Aufmerksamkeit sowie aus fundierter Gesamtperspektive betrachtet werden müssen, für die uns die Philosophie, die Ethik und die Sozialwissenschaften – also die Kultur und deren anthropologischen Größen – die Grundlagen bieten können, und zwar als Erweiterung und zugleich Pendant zur klassischen medizinisch-kurativen Sichtweise.

In diesem Sinn analysiert der vorliegende Essay-Band – ausgehend von einer gesundheitswissenschaftlichen Betrachtung – alltägliche Begegnungen mit Gesundheit und Krankheit und deren gesellschaftlichen und individuellen Grundlagen sowie Auswirkungen. Anhand von drei wissenschaftlichen Essays wird dabei die Relevanz einer neuen Sichtweise bzw. die Überarbeitung der traditionellen Denkweise in Bezug auf die Gesundheit begründet. Im Fokus der sich wandelnden Perspektive steht dabei der Mensch als Subjekt seiner Persönlichkeitsentwicklung im kausalen Bezug seiner Identität.

Literaturangaben

1   Vgl. Hochschild, A. (2013): „Der Trend geht zu einer Alles-kann-man-kaufen-Welt",
    Interview von Annette Schäfer. In: Psychologie Heute 3/2013, S. 64-69, Julius Beltz,
    Weinheim
2   Vgl. Staudinger 8. März 2013, 23:46 Uhr, „Verspieltes Vertrauen" Süddeutsche Zeitung,
    München:
3   Vgl. Zeit Online, dpa, 19.03.2013, 16:17 Uhr
4   Vgl. Mihm: „Ärzte-Betrügereien können für Patienten gefährlich werden", Frankfurter
    Allgemeine Zeitung S.23, 17.01.2013
5   Vgl. Berliner Charité: http://www.spiegel.de/thema/krankenhaushygiene/letzter Aufruf:
    28.04.2013, 14:36 Uhr
6   Vgl. Wittig, F. (2013):S. 9-13: Die weiße Mafia: Wie Ärzte und Pharmaindustrie unsere
    Gesundheit aufs Spiel setzen, 3. Auflage, Riva, München
7   Vgl. Frontal 21, Sendung vom 09.04.2013: „Firmen finanzieren Hochschulforschung",
    letzter Aufruf: 22.04.2013, 14:33 Uhr: http://www.zdf.de/ZDFmediathek/beitrag/
    video/1878276/
8   Frank, G. (2012): Schlechte Medizin. Ein Wutbuch, S. 166, Knaus, München
9   Welzer, H. (2012): „Erst im Erzählen wird das Leben begreifbar", Interview von Martin
    Tschechne. In: Psychologie Heute 2/2012, S. 43, Julius Beltz, Weinheim

I

1. Die Gesundheit und unsere sich wandelnde Wahrnehmung

Die Gesundheit ist zu einem zentralen gesellschaftlichen Thema avanciert.[1] In der öffentlichen Debatte wird Gesundheit vor allem als etwas dargestellt, für das „von außen" zu sorgen ist: vom Markt, vom Arzt, vom Therapeuten usw. Angesichts dieser Erwartungshaltung zeigt der Blick in die Medien, dass bei der Thematik „Gesundheit" von einer gewissen „Selbstevidenz" ausgegangen wird und dabei gleichzeitig der gesellschaftliche Konsens besteht, dass Gesundheit wichtig sei und dass aus diesem Grund alles getan werden müsse, um sie zu erhalten und Krankheit zu verhindern.[2]

Dieses Verständnis von Gesundheit zugrunde legend, haben sich die Medizin und mit ihr die therapeutischen und pflegerischen Fachberufe zu Dienstleistungsbereichen entwickelt, deren Aufgabe darin besteht, die körperlichen und seelischen Ressourcen an die Anforderungen ihrer gesellschaftlichen Umgebung anzupassen.[3] Es dominiert demnach einerseits die abstrakte normative Forderung, finanzielle und gesundheitliche Verantwortung weitgehend in die Hände des Einzelnen zu legen, und andererseits existieren die vielen Entscheidungs- und Wahlmöglichkeiten eines breit gefächerten medizinischen Leistungsangebots, das sich im Zuge der Individualisierung innerhalb des bestehenden Wertepluralismus verändert hat.[4] Das Gesundheitsmotiv – und somit die gesundheitswissenschaftliche Orientierung – unterliegt demnach einem stetigen Wandel, der untrennbar mit gesellschaftlichen und systemischen Prozessen verbunden scheint.[5]

1.1 Die Gesundheit als Wissenschaft

1.1.1 Ein Blick in die Geschichte

Die Wurzeln der Gesundheitswissenschaft reichen zurück bis in die Anfänge der griechischen Philosophie und sind so mit der Entstehung der Medizin verankert.[6] Bereits im hippokratischen Sinn – dem Urverständnis der

Medizin – verstanden die Menschen die Beziehung zwischen Gesundheit und Krankheit als einen Zustand inneren Gleichgewichts bzw. Ungleichgewichts von Körpersäften und Elementarqualitäten, bei dem Umweltfaktoren, Lebensweise und Ernährung einen entscheidenden Anteil haben[7].

Die Gesundheit ist demnach als pars pro toto der Natur und somit der uns umgebenden Sphäre impliziert in ein System, mit dem der menschliche Körper in ständiger Verbindung und im Austausch steht.[8]

Der Philosoph Platon (427-347 v. Chr.) schreibt dazu: *„Gesundheit ist Harmonie und vernünftige Mischung der Gegensätze."*[9] Diese auf die Gesundheit orientierte Denkweise prägte Jahrhunderte lang das Denken über die Erhaltung der Gesundheit und kann als direktes Fundament der sich entwickelnden Medizin und somit auch der Gesundheitswissenschaft betrachtet werden. In der Mitte des 19. Jahrhunderts begann sich diese bis dahin vor allem philosophisch geprägte Betrachtung von Gesundheit und Krankheit zu wandeln: Durch herausragende Erkenntnisse in den Bereichen der Biologie und Hygiene konnte u.a. ein pathogenes Verständnis etabliert werden, das nun die Krankheit in den Fokus der Betrachtung rückte.[10] Das bis dahin grundlegende *tentamen philosophicum* für Ärzte wurde abgeschafft und durch das *tentamen physicum* ersetzt.[11] Die Medizin galt nun nicht mehr als Geisteswissenschaft, sondern als Naturwissenschaft.[12]

Um die Jahrhundertwende des 19. Jahrhunderts, als die technischen Möglichkeiten und die damit in Verbindung stehenden Erkenntnisgewinne der pathogen ausgerichteten Medizin ihre erste Ausreizung erfuhren, fand eine vorrübergehende Rückbesinnung zu der antiken Ursprungsvorstellung statt: Die Zusammenhänge von gesellschaftlichen, kulturellen und wirtschaftlichen Bedingungen mit der Gesundheit rückten wieder verstärkt in den Fokus der Betrachtung.[13]

Der Begriff *„Sozialmedizin"* wurde erstmals von dem deutschen Arzt und Politiker Rudolph Virchow (1821-1902) geprägt. Er war der Ansicht, dass: *„die Medizin eine soziale Wissenschaft"* sei und dass „Ärzte die natürlichen Anwälte der Armen" sein sollten.[14] In diesem Sinn kam die

Forderung auf, praktische Maßnahmen zum Schutz der Gesundheit, die über die Grenzen der Medizin hinausgehen, zu etablieren.[15]

Der Leitgedanke der antiken Philosophen, dass es nicht ausreicht, eine Erkrankung als Reaktion des Organismus zu verstehen, sondern dass die jeweilige kulturelle und soziale Umwelt auch berücksichtigt werden muss, erhielt zu dieser Zeit also eine Aufwertung bzw. eine richtungsweisende neue Orientierung.[15] Mit den Erfolgen der Naturwissenschaften, wie z.B. der Entdeckung verschiedener Krankheitserreger, gerieten die sozialen Ursachen und Forderungen jedoch in den Hintergrund und wurden im deutschsprachigen Raum erst in der zweiten Hälfte des 20. Jahrhunderts bzw. zu Beginn des 21. Jahrhunderts wieder vermehrt beachtet.[17]

So ist der Begriff „Gesundheitswissenschaften" erstmals im Jahr 1925 von dem deutschen Sozialhygieniker Adolf Gottstein mit dem Ziel verwendet worden, Bedingungen für die Gesunderhaltung zu erforschen und hieraus Konsequenzen abzuleiten.[18] Auch im Zuge der sich etablierenden Psychologie und der Begründung der Psychoanalyse durch Siegmund Freud (1856-1939), in der die Umwelt mit ihren Wirkungskräften das Zentrum der sogenannten *conditio humana* (allgemeine Bedingungen des Menschsein bzw. die Natur des Menschen) bildet, konnte sich in den Anfängen des 20. Jahrhunderts der Kerngedanke der Gesundheitswissenschaft etablieren und zu einem festen Bestandteil des öffentlichen medizinischen Denkens entwickeln.[19]

Der zeitweilige Weggefährte von Freud, Carl Gustav Jung, (1875-1961), notiert Jahre später in diesem Zusammenhang: *„Es scheint mir unerlässlich, komplementär zu denken: zu Stoff gehört Nichtstoff, zu oben unten, zu Kontinuität gehört Diskontinuität … das Eine ist die Bedingung des Anderen"* [20].

Bis zur Machtübernahme der Nationalsozialisten 1933 ist versucht worden, die Ideen einer präventiv ausgerichteten „Sozialmedizin" bzw. einer „Gesundheitswissenschaft" vor allem auf dem Gebiet der öffentlichen Hygiene, aber auch im allgemeinen Verständnis der Bevölkerung zu manifestieren.[21] Im Vorfeld des Zweiten Weltkriegs und der sich in dieser Zeit verstärkt ausbreitenden nationalsozialistischen Ideologie in der Medizin

(Rassenlehre, Euthanasie etc.) fand diese Entwicklung jedoch ein abruptes Ende. Die Wiederaufnahme der gesundheitswissenschaftlichen Tradition nach dem Zweiten Weltkrieg fand so gut wie nicht statt.[22]

Zwar gab es sogar den Versuch, ein neues Gesundheitswesen mit dem in den USA bewährten *Public Health* zu etablieren und Schulen bzw. Hochschulen für diese Disziplin zu gründen, aber letztlich scheiterte er mit der Begründung, dass eine Auseinandersetzung mit den unterschiedlichen theoretischen Zugängen und Erfahrungen der beiden Länder gefehlt habe.[23]

In der Folge entwickelte sich vor allem in der Bundesrepublik der Nachkriegszeit eine rein kurativ ausgerichtete medizinische Denkweise, die den Fokus auf den Ausbau des medizinisch-pharmazeutischen Komplexes im Zuge des beginnenden Wirtschaftswunders lenkte.[24] Mit Ausnahme der DDR gelang es keinem der deutschsprachigen Länder, ein öffentliches Gesundheitswesen aufzubauen, das an die in der Zwischenkriegszeit etablierte Sozialhygiene und somit beginnende gesundheitswissenschaftliche Denkweise hätte anschließen und weiterentwickelt werden können.[25]

Auf der Grundlage eines naturwissenschaftlich-mechanistischen Verständnisses von Krankheit, in der die Funktionen des Körpers und der Organe möglichst präzise mit verbesserten Messmethoden zu diagnostizieren seien, entwickelte sich das medizinische Handlungsspektrum fast ausschließlich krankheitsorientiert.[26]

Diese eindimensionale Ausrichtung verschaffte der kurativen Medizin und dem damit verbundenen biomedizinischen Denken eine hegemoniale Stellung, die dazu führte, dass das gesamte Gesundheitswesen in den nächsten Jahrzehnten praktisch identisch mit der Kuration gewesen ist.[27] Erst am Ende der 80er-Jahre keimte der Gedanke einer öffentlichen Gesundheitssicherung und der kulturell, sozial und ökologisch orientierten Gesundheitsforschung wieder auf, denn trotz enormer Leistungsfähigkeit wurden die sachlichen Grenzen des biomedizinischen Ansatzes immer deutlicher.[28]

In der wiederaufgegriffenen Erkenntnis von der Abhängigkeit der menschlichen Gesundheit von einem breiten Spektrum von Umweltfaktoren ist der Zusammenhang zwischen Umwelt und Gesundheit 1984 in die Strategie der Weltgesundheitsorganisation (WHO) aufgenommen worden.[29] Mit der ersten internationalen Konferenz zur Gesundheitsförderung am 21. November 1986 und der daraus resultierenden „Ottawa-Charta" sind die gesundheitswissenschaftlichen Ansätze anerkannt worden und werden bis heute als politische und medizinische Herausforderung angesehen.[30]

Der Gesundheitspsychologe Stan Maes formuliert in diesen Zusammenhang: *„Die Medizin befindet sich heute international in einer zunehmenden Widersprüchlichkeit, die sich aus der tiefen Kluft des alten dominierenden Verständnisses und den gesellschaftlichen Anforderungen generiert. "*[31]

Es lässt sich also feststellen, dass die gesundheitswissenschaftliche Denkweise, so wie wir sie heute verstehen und wie sie im folgenden Punkt erläutert wird, im Zuge des medizinischen Fortschritts sowohl in ihrer Ursprünglichkeit als auch als Weiterentwicklung betrachtet werden kann.

Wie belegt werden konnte, ist eine klare Etablierung der Gesundheitswissenschaft nicht erfolgt, sondern sie taucht lediglich als Randerscheinung im Kontext gesellschaftlicher Entwicklungen bzw. veränderter Betrachtungen der Begrifflichkeit „Gesundheit" auf.

1.1.2 Internationale und moderne Definition

In der heutigen internationalen wissenschaftlichen und gesellschaftlichen Wahrnehmung wird die „Gesundheitswissenschaft" als ein Teil eines fortschreitenden Prozesses betrachtet, der sich in vielen Bereichen vollzieht. Aus diesem Grund existieren mehrere Versuche, den Begriff genau zu definieren, die sich nicht wie üblich an einer normativen Implikation orientieren, sondern vor allem analytische und deskriptive Prozesse innerhalb eines Systems zu beschreiben versuchen.[32]

In diesem Sinn untersucht die Gesundheitswissenschaft die Komplexität und die enge Verknüpfung der Gesellschaft mit der Gesundheit bzw. die enge Bindung zwischen Mensch und Umwelt und deren soziale Grundlagen.[33]

Während der medizinische Leitgedanke, so wie es der historische Exkurs belegt, vorwiegend die „Krankheit" in den Fokus der Betrachtung rückt, findet durch die gesundheitswissenschaftliche Perspektive ein grundlegender Paradigmenwechsel statt: Im bisherigen Verständnis ist die Gesundheit als *„Abwesenheit eines krankhaften Befundes"* definiert worden.[34] Die Medizin und die dazugehörigen medizinalen Therapieberufe können somit als *„Krankheitswissenschaften"* betrachtet werden, bei denen die Orientierung an intraindividuellen Faktoren im Zentrum steht.[35]

Der deutsche Sozial-, Bildungs- und Gesundheitswissenschaftler Klaus Hurrelmann stellt auf der Grundlage dieser Erkenntnis fest, dass *„der Begriff Gesundheit faktisch als Gegenpol zur Krankheit zu verstehen"* ist.[36]

Im Gegensatz zu dieser Betrachtungsweise, in der die Analyse der pathogenetischen Prozesse auf der Organ-, Genom- und Individualebene und deren mögliche Beeinflussung im Zentrum stehen, liegt der Schwerpunkt der Gesundheitswissenschaft in der Analyse der körperlichen, seelischen und sozialen Bedingungen und Kontexte der Gesundheitsentwicklung und der daraus abzuleitenden Problemfelder.[37]

Die zentrale Frage der Gesundheitswissenschaft lautet also: *„Was ist und was bedingt Gesundheit bzw. Krankheit?"*[38] Somit steht das Interaktionsverhältnis von gesundheitsfördernden und krankheitsfördernden Potentialen auf der Grundlage von gesellschaftlichen, ökonomischen und ökologischen Bedingungen im Fokus.[39]

Die schulmedizinische Sichtweise, die – wie bereits erläutert worden ist – das intraindividuelle und biopsychische Geschehen betrachtet, ist mit der gesundheitswissenschaftlichen Betrachtungsweise nicht nur erweitert worden, sondern hat Perspektivwechsel und neue Prozesse generiert, die sich auch auf die therapeutischen Fachberufe übertragen lassen.[40] Die Gesundheitswissenschaft ist somit nicht wie die Medizin oder die Soziologie als Grundlagenwissenschaft zu verstehen, sondern als Disziplin, die sich an dem handelnden Menschen orientiert.[41]

Die Gesundheitswissenschaften können somit auch als „Handlungswissenschaften" definiert werden, die die Grenzen der bisherigen Sichtweise überschreiten und neue kontextuelle Zusammenhänge herstellen.[42]

Genau wie ihr Kerngegenstand ist auch die Gesundheitswissenschaft durch viele Überschneidungen und Verflechtungen mit anderen wissenschaftlichen Disziplinen gekennzeichnet.[43] So ist herauszuheben, dass der wissenschaftliche Charakter dieses Gebietes ein *„Ensemble von wissenschaftlichen Einzeldisziplinen"*, die auf einen gemeinsamen Gegenstandsbereich gerichtet sind, darstellt.[44]

Im Zentrum stehen dabei die Analysen von Gesundheits- und Krankheitsprozessen sowie deren Ableitung von Versorgungselementen und deren Evaluation.[45] In diesem Kontext fordern u.a. Hurrelmann, Laaser und Razum, dass sich die Gesundheitswissenschaft interdisziplinär ausrichten muss, um sich den aktuellen Herausforderungen zu stellen.[46]

Es bleibt jedoch weiterhin festzuhalten, dass trotz der bestehenden Tendenz, die Dichotomie von Gesundheit und Krankheit im medizinischen Bereich zu überdenken, die deutschsprachige Lehre, Forschung und Praxis in allen Fragen der Gesundheit von dem historisch-etablierten naturwissenschaftlich-biomedizinischen Selbstverständnis geprägt sind.[47]

Für das Verständnis der Bedingungen von Gesundheit und Krankheit reicht es nach dem Soziologen und Philosophen Bernhard Badura jedoch nicht aus, *„den naturwissenschaftlichen-somatischen Kausalpfad zu betrachten – der Einfluss der soziopsychischen Faktoren ist ebenso zu berücksichtigen wie kulturelle oder situativ bedingte Verhaltensweisen".*[48]

In Anbetracht wachsender gesellschaftlicher Anforderungen und der steigenden Inanspruchnahme medizinischer und therapeutischer Behandlungen erscheint diese manifestierte Denkweise jedoch als ambivalent zu der gesundheitswissenschaftlichen Perspektive.[49]

Der Mediziner Peter H. Baumann versucht diese konträre Entwicklung mit einer polarisierenden Aussage zu begründen: *„Machtsysteme wie unser Gesundheitswesen tendieren zur Manipulation ... Sie werden primär zu ih-*

rer eigenen Erhaltung, nicht zur optimalen Förderung der Subjekte in Gang gehalten.“[50]

Wie in den vorangegangen Erörterungen belegt werden konnte, zeigen die Betrachtungen des historischen Ursprungs der Gesundheitswissenschaft sowie deren heutigen Annäherung an eine verständliche Definition, dass offenbar die Etablierung der gesundheitswissenschaftlichen Denk- und Handlungsweise nur in Ansätzen vorhanden und die Analyse der Gesundheitsbedingungen eng mit dem Wandel des Begriffs „Gesundheit“ verbunden ist. Für den Psychologen Gerhard Zimmer stehen aus diesem Grund die Fragen im Mittelpunkt: *„Was ist Gesundheit und wie ist der Begriff Gesundheit positiv und in seiner gesundheitswissenschaftlichen Komplexität zu bestimmen?“*[51]

1.2 Verständnisdimensionen der „Gesundheit“

Wie aufgezeigt werden konnte, scheint die normative Implikation des Begriffs „Gesundheit“, die vor allem an einer medizinisch-biologischen Determination orientiert ist, mit dem Fortschreiten der gesundheitswissenschaftlichen Denkweise erweitert worden zu sein. Die „Gesundheit“ ist demnach ein Prozess, die ihren Ursprung in der Schnittstelle von Umwelt und Individuum hat.[52] In diesem Sinn muss der „Gesundheit“ u.a. eine kulturelle und damit verbundene soziale Einflussgröße zugeschrieben werden, die sich – wie die Gesellschaft selbst – in einem stetigen Wandel befindet.[53]

Die Mediziner Milles und Kerkhoff stellen fest, dass *„gerade die Gesundheit … auf Bedingungen beruht, die in den Verhältnissen des Gesamtlebens liegen“.*[54] Auch die Soziologen Hurrelmann und Laaser konstatieren, dass *„der Gesundheitsbegriff wenig spezifisch ist, sondern sich in der täglichen Lebenswelt und deren Zusammenhängen widerspiegelt“.*[55]

In Ergänzung des biomedizinischen Risikofaktorenmodells nimmt demnach die *„Lebensweise“* einen zentralen Stellenwert ein.[56] Die „Gesundheit“ wird in diesem Sinn als Ausdruck einer individuellen Lebensgeschichte bzw. als Ergebnis einer tätigen Auseinandersetzung mit den inneren Bedürfnissen und der sozialen Lebenswelt betrachtet.[57] Im Zentrum stehen dabei individuelle Lebenserfahrungen und die damit verbundene Ausprägung einer Identität.[58] Aus dieser Betrachtungsweise versteht sich die „Gesundheit" im Wesentlichen als Produkt des eigenen Handelns, die durch Beeinflussung und Motivation durch den soziokulturellen Kontext gekennzeichnet ist.[59]

Der Arzt und Soziologe Heiko Waller konstatiert in diesem Zusammenhang: „*Gesundheit bezeichnet einen Prozess der Anpassung … sie ist nicht das Ergebnis instinktiven Verhaltens, sondern autonomer, wenngleich kulturell geformter Reaktionen auf eine soziale geschaffene Realität … sie bezeichnet die Fähigkeit, sich auf ein wechselndes Milieu einzustellen.*"[60]

Der Mensch wird in dieser Hinsicht als ein „Bedürfniswesen" verstanden, indem das Versprechen formuliert wird, dass durch die unmittelbare Erfüllung dieser Bedürfnisse „Wohlbefinden" und „Glück" zu erlangen sei.[61] In der Schlussfolgerung fundamentiert sich die „Gesundheit" in unserer modernen Welt also vor allem durch kulturanthropologische Werte und Ziele.[62]

Für die stellvertretende Geschäftsführerin für Prävention und Gesundheitsförderung (e.V.) Beate Robertz-Grossmann sind diese Werte zu zentralen gesellschaftlichen Zielen geworden, die ein Äquivalent zur Gesundheit darstellen und die inhaltliche Bestimmung erweitert bzw. im Sinne einer Ökonomisierung modifiziert haben. Sie konstatiert: „*Die Botschaft lautet, dass alles machbar sei: die Gesundheit, das Glück, Wohlergehen, Wohlbefinden, ja am Ende der Mensch selbst.*"[63]

Der Chefredakteur des Wissensmagazins „Psychologie Heute" Heiko Ernst merkt in diesem Zusammenhang an: „*Das moderne Verständnis von Gesundheit beruht auf Begriffen wie Disziplin, Entsagung, Verzicht oder Selbstkontrolle.*"[64] Der deutsche Philosoph Ernst Bloch formuliert: „*Gesundheit ist in einer kapitalistischen Gesellschaft Erwerbsfähigkeit, so wie sie bei den Griechen Genussfähigkeit und im Mittelalter die Glaubensfähigkeit gewesen ist. (…) Es ist ein schwankender Begriff, der überwiegend vor allem ein gesellschaftlicher Begriff ist.*"[65]

Es lässt sich also feststellen, dass das Gesundheitsmotiv in seiner erörterten Vielschichtigkeit einen Fokus der Moderne darstellt. Im Zuge des Wandels von traditionellen Sinngebungsstrukturen und Institutionen, der vor allem durch Stichworte wie Globalisierung und Individualisierung gekennzeichnet ist, müssen wir die Bedingungen und Bedeutungen von „Gesundheit" neu begreifen und in den Kontext der sozialen Realität setzen.[66]

Der Philosoph und Politikwissenschaftler Bernhard Badura verweist in diesem Zusammenhang darauf, dass *wir die Konsequenzen von Individualisierung und Wertepluralismus für Wohlbefinden, körperliche und seelische Gesundheit erst allmählich beginnen zu verstehen".*[67]

Es lässt sich also feststellen, dass es in der Folge der Erweiterung des Begriffs Gesundheit ein ambivalentes Verhältnis zwischen dem gesellschaftlichen Verständnis und deren implizierten Werten und Zielen (Erfolg, Leistung, Glück etc.) und den Fundamenten eines gesundheitswissenschaftlichen Gedankenguts zu geben scheint. In der Folge der wissenschaftlichen Abhandlung gilt es demnach zu analysieren, welche Bedingungen für ein wissenschaftliches Verständnis von „Gesundheit" existieren und in welchem Verhältnis diese zu der gesellschaftlichen Gesamtentwicklung stehen.

1.2.1 Das (Gesundheits-)Wesen Mensch

Die Anthropologie begründet die Wissenschaft vom Menschen und seiner Entstehung.[68] Die kulturelle Perspektive untersucht dabei u.a. die Anpassung des einzelnen Menschen an die jeweiligen spezifischen Gesetze, Normen und Werte.[69]

Wie in dem vorangegangenen Punkt festgestellt werden konnte, existiert – u.a. in Bezug auf die „Gesundheit" – zwischen diesen beiden theoretischen Betrachtungen eine korrelative Beziehung, die sich mit der Antwort der Vorsitzenden des WHO-Regionalbüros Ilona Kickbusch auf die Frage, wie Gesundheit herzustellen sei, folgendermaßen zusammenfassen lässt: *„Gesundheit wird vom Menschen im Rahmen ihres täglichen Lebens geschaffen."*[70]

In diesem Sinn kann sich „Gesundheit", so wie sie in unserer heutigen Zeit definiert wird (Vergleich: 1.2), nur im Kontext bzw. auf der Grundlage einer stabilen Persönlichkeit bilden, die sich in Dialogen mit der Umwelt, den Bezugspersonen, Institutionen und dem vorhandenen kulturellen System entwickelt. In diesem dynamischen Beziehungsgefüge impliziert die „Gesundheit" – als eine jetzt gegebene und in Zukunft vorausgesetzte Grundlage individuellen und öffentlichen Handelns – gleichermaßen Aspekte der Normalität und der Normativität.[71]

Die enge Verknüpfung zwischen Mensch und Umwelt begründet somit den Ausgangspunkt und gleichzeitig die Grundlage sowohl des Verständnisses von „Gesundheit" als auch die Zielsetzung.[72] Im Freudschen Sinn (Konstruktion des „Über-Ichs") werden zwischenmenschliche Beziehungen und kulturelle Normen und Werte in den direkten Kontext der Ausbildung einer stabilen Persönlichkeit und somit auch der „Gesundheit" gestellt.[73]

In diesem Sinn existieren in den medizinischen und therapeutischen Berufen Bemühungen, ein systemisches Verständnis von Gesundheit und Krankheit zu etablieren, das das gesamte Erleben des Menschen mit einschließt. Dabei sind vor allem die Art, der Umfang und die Qualität der sozialen Beziehungen des Menschen für seine seelische und körperliche Gesundheit von grundlegender Bedeutung.[74] Darüber hinaus sind soziale Beziehungen auch von hohem instrumentellem Wert für Lebensqualität und Lebensglück.[75]

Die Sozialmediziner Felix Gutzwiller und Fred Paccud betonen die transaktionale und interaktive Bedeutung der „Gesundheit": *„Gesundheit ist dann gegeben, wenn eine Person konstruktive Sozialbeziehungen aufbauen kann, sozial integriert ist und die eigene Lebensgestaltung an die wechselnden Belastungen des Lebensumfeldes anpassen kann."*[76]

Es lässt sich also feststellen, dass u.a. soziale Beziehungen einen direkten positiven Einfluss auf das Befinden und die körperliche Gesundheit haben.[77] Im Umkehrschluss bedeutet dies, dass die Lebensumstände und die dazugehörigen beschriebenen normativen Fundierungen im soziokulturellen Kontext auch Variablen für die Beeinflussung von Krankheiten bzw. Störungen sind.[78]

Im Zeitalter der Automation und des permanenten technischen Fortschritts muss dieser korrelative Nachweis von einem neuen Betrachtungsstandpunkt beleuchtet und auf der Grundlage einer gesundheitswissenschaftlichen Denk- und Handlungsweise erörtert werden; denn in Anbetracht der auf Wohlstand und Wohlbefinden orientierten Gesellschaft erscheint die damit verbundene gesundheitliche Ausrichtung als eine weitere Ambivalenz unserer Gegenwart. Der Mediziner Peter Baumann führt in diesem Zusammenhang an: *„Unsere Lebenswelt ist durch Unsicherheit, Vereinsamung, Konflikte, Egozentrik, Massenmanipulation, modisch gesteuerte Kollektivmoral, Auflösungserscheinungen der Familien, Übertechnisierung und von stetig wachsenden Einkommensunterschiede etc. gekennzeichnet."*[79]

Auch der Sozialpsychologe Arnold Gehlen bemerkt, dass *„sich die geistige Anpassung an das technische Zeitalter wie in konzentrischen Ringen von den Kontaktzonen mit der Außenwelt bis in das Innere des Menschen hinein verfolgen lässt".*[80]

Für die Entstehung und Ausprägung des Empfindens von „Gesundheit" bzw. „Krankheit" scheint dabei die Verwurzelung mit dem Lebensraum, dem sozialen Gefüge und dem systemischen Hintergrund für den Einzelnen eher nebensächlich zu sein. Die Psychologin Christa Schneider begründet die häufige Nichtbeachtung systemischer und sozialer Korrelationen damit, dass das Individuum mit der Komplexität überfordert ist und gesellschaftliche Zusammenhänge nicht versteht bzw. nicht die Möglichkeit bekommt, diese zu verstehen und somit zu beeinflussen.[81]

Ein sich gegenseitig bedingender circulus vitiosus (Teufelskreis) entsteht. Erich Fromm spricht von der *„Pathologie der Normalität".*[82] Dabei belegen die Ausführungen, dass der Mensch ein soziales Wesen ist und dass er auch im Hinblick auf die Entstehung von „Gesundheit" bzw. „Krankheit" auf die Definition als Gemeinwesen angewiesen ist.[83]

Der Gesundheitsbegriff und damit der Zugang und das Verständnis erscheinen in den modernen Gesellschaften demnach vor allem durch deskriptive Individualität und Vielfältigkeit gekennzeichnet zu sein.

1.2.2 Die Vielfältigkeit des Gesundheitsempfindens

Der Mitbegründer der psychosomatischen Medizin Thure von Uexküll stellt in Bezug auf den vorangegangen Punkt fest: *„Die ethnologischen und kulturanthropologischen Aspekte zeigen, zu welchen extremen verschiedenartigen Lebens- und Denkweisen sich unser menschliches Verhalten prägen lässt (…) Es zeigt, wie sehr das Bild, welches wir vom Menschen und von der Wirklichkeit haben, von der Frage bestimmt ist, welches Verhalten verschiedene Kulturen bzw. Individuen erwarten … wir müssen uns deshalb bewusst werden, dass nicht nur das, was wir unter Gesundheit und Krankheit verstehen, sondern auch Begriffe wie Körper, Seele, Leben bereits ganz bestimmte, durch unsere Kultur geprägte Erwartungsvorstellungen widerspiegeln.“* [84]

Die Betrachtung belegt noch einmal die bereits im Punkt 1.2 grundlegend erörterte Theorie, dass der Mensch als ein aktiver Teil eines sozialen Systems auch in Bezug auf die „Gesundheit" abhängig sei und dieses sich gleichzeitig präge. In der internationalen empirischen Studie der *Comission for Biological Education* (CBE) konnte die kultur- und völkerspezifische Abhängigkeit des Begriffs „Gesundheit" nachgewiesen und somit belegt werden, dass selbst innerhalb einzelner Länder (Studienort ist z.B. Großbritannien gewesen) ein breites und voneinander stark abweichendes Verständnisspektrum der „Gesundheit" vorherrscht. [85]

Auch die Ergebnisse des Forschungsprojekts der IB-Hochschule Berlin „Gesundheitsbilder – Studenten forschen" belegen die vielschichtige Heterogenität und das subjektive Empfinden bezüglich der „Gesundheit" bzw. des „Wohlbefindens". Die gewonnenen Daten des Forschungsprojekts verdeutlichen die enorme Bedeutung von sozialen Beziehungen, Freundschaften, einer lebenswerten Gegenwart und vor allem einer intakten Umwelt, die u.a. die Erweiterung des im Punkt 1.1.1 beschriebenen Gesundheitsverständnisses begründen.

Mit der Aussage des Stuttgarter Mediziners Göckenjan können die ausschnitthaft dargestellten Belege zusammengefasst werden: „*Gesundheit ist ein Lernprogramm, das jedem Einzelnen ein Leben lang auferlegt wird … das nur in der Dynamik eines gesellschaftlichen Verständnisses verstanden werden kann.*"[86]

Der Mensch ist demnach immer ein aktiver Teil eines sozialen Systems und steht in ständiger Interaktion mit den kollektiven Erfahrungen und den zugrunde liegenden Werten und Normen.[87]

In der Zusammenführung der Betrachtungen der Punkte 1.2.1 und 1.2.2 wird eine Dialektik deutlich, deren Wurzeln bereits bei den Philosophen und Denkern zu finden sind. Auch der französische Philosoph Jean Jaques Rousseau (1712-1778) warnt: „*Durch die mechanische Wissenschaft und verfeinerte Künsteleien hat sich der Mensch verloren und seiner Natur entfremdet.*"[88]

In der Transferierung auf unsere Gegenwart erscheinen die Gründe für die „Entfremdung" um ein Vielfaches komplexer und subtiler. In Anlehnung an die im Punkt 1.2 angeführten Bestätigungen dieser Entwicklung erweitert der Psychologe Heiko Ernst den Gedanken: „*Zu sehr haben wir uns unserer äußeren und inneren Natur entfremdet, als dass wir noch unbeschwert sein können … auch wenn die Werbung, der Markt und unser tägliches Handeln uns dazu verleiten.*"[89]

Dabei schienen bereits die Dichter und Denker der Weimarer Klassik die Korrelation zu verstehen. So schreibt Friedrich Schiller (1959-1805), dass „*unser Empfinden für das Natürliche dem Gefühl des Kranken für die Gesundheit gleicht*".[90] In diesen philosophischen Verbindungen von Natur, menschlicher Natur, Ausstattung des Menschen und Kultur sind die Grundgedanken der Gesundheitswissenschaft angelegt; denn Gesundheit des Einzelnen kann nur in der Betrachtung des Ganzen – des Einheitlichen – geschehen und gesehen werden.[91]

1.3 Die Ganzheit des Menschen

Zwischen der „Gesundheit" und den zahlreichen sozialen gesellschaftlichen Lebensbedingungen gibt es, wie festgestellt worden ist, eine gesicherte Beziehung. Unser Körper ist dabei in seiner Ganzheit die Lokalität der Befindlichkeit – er ist der Mittelpunkt unseres subjektiven Erlebens und gleichzeitig Orientierungspunkt unserer Wahrnehmung.[92]

In Bezug auf die therapeutische Orientierung führt der Mediziner Uexküll an: *„Der Kranke, den wir behandeln und heilen wollen, ist kein isolierter, in sich selbst geschlossener Organismus, sondern ein menschliches Wesen, das in unauflöslichen Wechselbeziehungen steht. (…) Dabei zeigt sich, dass die Welt, in der unsere Patienten leben und auf die sie reagieren, außer einem physikalischen, chemischen und biologischen, noch einen sozialen Bereich enthält und dass dieser soziale Bereich als neue Dimension die anderen beherrscht und überformt."* [93]

In unserer modernen Gesellschaft ist jedoch das Denken über diese Zusammenhänge – so wie es die vorangegangenen Punkte belegen – kaum vorhanden, sondern stark biologisch-naturwissenschaftlich und biomedizinisch geprägt. Auf dieser Grundlage ist der Blick fast ausschließlich auf die Krankheiten auslösenden Körperprozesse reduziert.[94]

Auch bedingt durch eine bis heute andauernde eindimensionale „evolutionäre" Sichtweise des Menschen, die das Überleben des „Stärkeren" proklamiert, erscheint diese Perspektive als nicht ausreichend, sondern führt, wie es der Mediziner Karsten Reinhardt formuliert, *„mit wehenden Fahnen in eine Sackgasse"*.[95]

Denn, wie dargelegt, sind es die soziale Gruppe, das Gemeinwesen und die gegenseitige Unterstützung, auf die der Mensch grundlegend angewiesen ist und die auch in der Evolution im Sinne des Gemeinwohls einen deutlichen Vorteil im „Überlebenskampf" dargestellt haben.[96]

Gegenwärtig erscheinen wir zu erleben, wohin es führt, wenn das Streben nach Individualität im Vordergrund steht und das Gemeinschaftsgefühl als eine Form der Solidarität zum Teil verloren geht.[97]

Die beschriebenen Veränderungen der Lebenswelt stellen die angeführten Aspekte einer „ganzheitlichen Sicht" ganz konkret infrage. Badura formuliert: *„Sozial bewegen wir uns auseinander – in Richtung einer Gesellschaft von isolierten Individuen."* [98]

In Anbetracht der Erkenntnisse des „sozialen Wesens" Mensch scheinen die gesundheitlichen Entwicklungen und deren eigentlicher Ursprung somit entkoppelt. Dabei verlangt die Ganzheitlichkeit nicht nur die Berücksichtigung von Körper, Seele, Geist und den Einbezug der Wirkungen aus dem und auf das Umfeld, sondern auch emotionale und intellektuelle Dimensionen, die dynamisch miteinander verwoben sind und auf der Grundlage der neurowissenschaftlichen Betrachtungsweise die dargestellten Erkenntnisse manifestieren.

1.3.1 Biologische und vorgeburtliche Grundlagen

Das menschliche Gehirn ist lange Zeit primär als ein Denkorgan betrachtet worden, in dem komplexe kognitive Prozesse ablaufen, die als die herausragende Fähigkeit betrachtet worden sind, die den Menschen vom übrigen Tierreich abhebt.[99]

Demgegenüber vertritt die moderne neurobiologische Forschung die Auffassung, dass das menschliche Gehirn in erster Linie als ein „Sozialorgan" betrachtet werden muss.[100] So kann z.B. belegt werden, dass die in der Evolution entwickelte Größe des Gehirns mit dem gesteigerten Gruppenempfinden und somit mit erhöhten sozialen Anforderungen (Gruppenzusammenhalt, Konfliktlösung etc.) einhergeht.[101]

Die Neurobiologie hat mit dieser Sichtweise in den letzten Jahren nachweisen können, dass Erfahrungen aus der sozialen Umwelt und ihre psychische Verarbeitung bereits pränatal unsere Einstellungen und Verhaltensweisen bis ins hohe Alter prägen.[102] Das Gehirn ist somit zeitlebens in der Lage, sich an neue Anforderungen und Reize aus der Umwelt anzupassen.[103]

Das beschriebene heute noch dominierende biomedizinische Verständnis des Menschen lässt sich zum größten Teil auch im pränatalen Bereich wiederfinden. Auch hier hat der damit verbundene starre Blick auf die Gene fast ein ganzes Jahrhundert lang die Sicht verstellt und daran gehindert zu erkennen, wie komplex die Korrelation von genetischen Anlagen und Umweltfaktoren eigentlich ist.[104]

Die Vorstellung vom „automatischen" Abspulen der im Kern der befruchteten Eizelle enthaltenen Erbinformationen hat das Denken und Handeln nicht nur von Ärzten und Forschern, sondern auch von weiten Kreisen der Bevölkerung dominiert.[105]

Die neuen Erkenntnisse der pränatalen Psychologie und vor allem der Neurobiologie belegen jedoch, dass die DNS (Desoxyribonukleinsäure) des mütterlichen und väterlichen Genoms lediglich ein Spektrum von Optionen bereitstellt, das marginal festlegt, wie sich eine weitere Entwicklung vollziehen könnte.[106]

In welchem Umfang die Anlagen schließlich genutzt werden und auf welche Weise sie die strukturelle und funktionelle Reifung des Ungeborenen bestimmen, liegt nicht in der Macht der Gene, sondern ist abhängig von den Bedingungen, die sich innerhalb des sich entwickelnden Embryos einstellen.[107] Es existiert demzufolge keine primäre biologische Determination, sondern eine bestimmende Funktion der intrauterinen Umgebung sowie der zugrunde liegenden psychischen Aspekte der emotionalen Beziehungen und Bindungen.[108]

Bereits der ungeborene Mensch ist also Teil des emotionalen Erlebens der Mutter. Treten während dieser Zeit anhaltende Irritationen auf, wie zum Beispiel eine andauernde Übererregung der Mutter, so passt sich die Hirnentwicklung, d.h. die weiteren Ausreifungen und Strukturierungen des Gehirns des Ungeborenen, entsprechend an.[109]

Welche weitreichenden Folgen eine emotionale Erschütterung bzw. ein negativ besetztes Gefühlsleben der Mutter auf das Kind haben können, verdeutlicht die „Prager Langzeitstudie", in der Auswirkungen von ungewollten Schwangerschaften über einen Zeitraum von 20 Jahren ausgewertet und dabei psychosoziale Aspekte untersucht worden sind. Gegenstand der Forschung ist eine Gruppe von 220 Kindern gewesen, die zwischen

1961 und 1963 in Prag geboren worden sind und deren Mütter mindestens zweimal einen Antrag auf Schwangerschaftsabbruch gestellt haben, der abgelehnt worden ist.

Der erste signifikante Unterschied zu der Kontrollgruppe (Mütter, deren Empfängnis geplant und akzeptiert worden ist) hat sich nach der Geburt beim Stillen ergeben: Die unerwünschten Kinder wurden deutlich kürzere Zeit gestillt als die erwünschten Kinder. Die abgelehnten Kinder hatten schlechtere schulische Leistungen, zeigten erheblich häufiger Auffälligkeiten im Sozialverhalten und wiesen sogar zu einem späteren Zeitpunkt eine fast doppelt so hohe Alkoholismus- und Straffälligkeitsquote auf.[110]

Die Studie belegt, dass ungewollte Kinder langfristig emotionale und behaviorale Entwicklungsdefizite aufweisen können.[111] Selbstverständlich muss diese Studie in ihrer kontextuellen Relation betrachtet werden; denn für die Ausprägung der dargelegten Störungen kann eine Vielzahl von dynamischen Faktoren im psychischen und sozialen Bereich ausschlaggebend sein. Es lässt sich jedoch schlussfolgern, dass es sich nicht um Folgen physischer Entbehrungen des Fötus handelt, sondern um die Folgen der negativen Einstellung der Mutter zur Existenz des Kindes.[112]

Die Grundannahme der enormen Bedeutung der emotionalen und damit auch der systemischen Verbundenheit wird durch diese Studie deutlich und kann aus vielen wissenschaftlichen Perspektiven erhärtet werden. So stellen die beiden Psychologen Matthias Franz und Beate West-Leuer fest, dass unter chronischen Stressbedingungen der Mutter der Kortisolspiegel des Ungeborenen erhöht ist und sich dadurch eine Veränderung bzw. eine Funktionshemmung in dem Reifungsprozess des Hippocampus einstellt.[113]

Die Folge daraus ist, dass das betroffene Kind unter Umständen eine Lern- und Konzentrationsstörung ausbilden kann.[114] Unter dem Aspekt der Angstforschung stellt die Heidelberger Psychotherapeutin Silke Nixdorf fest, dass eine Korrelation der mütterlichen Angst während der 32. Schwangerschaftswoche und emotionalen Problemen verbunden mit Hyperaktivität im Kindesalter besteht.[115] Es erfolgt demzufolge ein automatisches emotionales Lernen über die Konditionierung von Angst.[116]

Die beispielhaft dargestellten Ansichten und Theorien belegen, dass ein Kind sich – möglicherweise schon kurz nach der Zeugung – als ein Teil des Systems, dem es zugehört, verhält. Es möchte sich „dazugehörig fühlen". Dieses Zugehörigkeitsgefühl entsteht, wie dargelegt worden ist, in einer dialogischen Bedürfnisbefriedigung.[117]

Demnach kann festgehalten werden, dass bereits die vorgeburtliche Zeit für bedingende Korrelation der Ausbildung von Gesundheit und Krankheit im gesundheitswissenschaftlichen Therapieverständnis eine tragende Rolle einnehmen kann.

1.3.2 Salutogenese und Kohärenzerleben

Die Wortschöpfung „*Salutogenese*" ist in den 1970er-Jahren von dem israelisch-amerikanischen Medizinsoziologen Aaran Antonovsky entwickelt worden.[118]

Dem Begriff liegen Forschungen zugrunde, in denen Antonovsky die Anpassungsfähigkeiten von Frauen aus verschiedenen ethnischen Gruppen untersucht hat, die sich während der Menopause einstellen. Dabei ist der Forscher bei einer Gruppe von Frauen, die sich in dem Jahr 1939 in einem Konzentrationslager befunden haben und zwischen 16 und 25 Jahre alt gewesen sind, auf ein unerwartetes Ergebnis gestoßen: Trotz der Qualen, die die Frauen in dem Lager durchlebt haben, konnten sie als physisch und psychisch gesund beurteilt werden.[119]

Die gewonnenen Erkenntnisse haben Antonovsky veranlasst, auf diesem Gebiet weiter zu forschen und zu ergründen, unter welchen Bedingungen sich bestimmte Eigenschaften entwickeln und ausprägen, die als individuelle Gesundheit wahrgenommen werden können.[120]

Die Suche nach den Quellen der Gesundheit fasst er mit dem Neologismus „Salutogenese" (lat.: salus = Unverletzlichkeit, Heilung, Glück; griech.: genos = Entstehung) zusammen und erweitert somit die wissenschaftlichen Debatten um Gesundheit und Krankheit.[121]

Die salutogenetische Definition kann als Gegensatz, aber auch als Ergänzung zur pathogenetischen Sichtweise (der Entstehung von Krankheiten) gesehen werden.[122]

Der entscheidende Unterschied zu den medizinisch-pathogenen Betrachtungen liegt in dem biopsychosozialen Verständnis von Gesundheit und Krankheit. Die salutogenetische Lehre rückt damit die systemische Bedeutung der Gesunderhaltung in den Fokus, sodass das psychische Erleben des Individuums eine noch zentralere Rolle einnimmt.[123]

Das individuelle „Kohärenzgefühl" ist innerhalb dieses Erlebens ein Schlüsselbegriff, unter dem die Orientierung zu verstehen ist, die das Ausmaß ausdrückt, in dem ein Individuum ein durchdringendes, überdauerndes und dennoch dynamisches Gefühl des Vertrauens besitzt.[124]

Antonovskys „*Sense of coherence*" (Sinn für Kohärenz) basiert auf dem subjektiven Empfinden dreier Grundkomponenten: der „*Verstehbarkeit*" (strukturierte und erklärbare Umwelt), der „*Bewältigbarkeit*" (Ressourcen, die zur Verfügung stehen, um Anforderungen zu begegnen) und dem Gefühl der Bedeutsamkeit bzw. der *Sinnhaftigkeit* (Entlohnung von Anstrengungen und Engagement).[125]

Die zentrale Frage der Salutogenese ist also die Entstehung von Kohärenz und deren Prägung des Menschen.[126] Das Kohärenzerleben bzw. das Kohärenzgefühl stehen dabei in enger Verbindung mit dem in der Psychoanalyse beschriebenen Urvertrauen und den Konzepten der Bindungstheorie.[127]

Die Ausprägung des Kohärenzgefühls hat im biopsychosozialen Verständnis einen direkten Einfluss auf die psychische Gesundheit.[128] Menschen mit einem starken Kohärenzgefühl interpretieren Anforderungen bzw. Herausforderungen mit hoher Wahrscheinlichkeit nicht oder seltener als bedrohlichen Stress.[129]

Der Sinn für Kohärenz steht demzufolge in enger Verknüpfung mit dem Selbstwertgefühl und der gefühlsmäßig verankerten Beziehung eines Menschen zu sich selbst und zu seinen Mitmenschen, sodass sich Kohärenz auch aus dem Erleben von Partizipation, Kompetenz und Anerkennung (dem Angenommensein) erschließen lässt.[130]

Auf diesem Verständnis basierend, wird in der salutogenetischen Theorie die Gesundheit als „labiler Faktor" bezeichnet. Gesundheit und Krankheit gelten demnach nicht als Dichotom, sondern als Endpunkte eines Kontinuums, zwischen denen sich relatives Gesundsein oder Kranksein bewegt.[131] Die grundlegende Idee dieser Denkweise ist u.a. im historischen Überblick im Punkt 1.1.1 bereits Gegenstand der Betrachtung gewesen. So kann die Aussage Platons, dass *„die Gesundheit die Harmonie und die vernünftige Mischung der Gegensätze"* sei, auch in diesem Zusammenhang als sinnstiftend betrachtet werden.[132] Für die griechischen Philosophen sind demnach die Prognose und die Prophylaxe – im Gegensatz zum heutigen Medizinverständnis – wichtiger gewesen als die Therapie.[133]

Die theoretischen Erkenntnisse der Salutogenese haben in dem vergangenen Jahrhundert zu einer grundlegenden Neuorientierung der internationalen Gesundheitsförderung geführt. Das theoretische Fundament der Publikationen von Aaron Antonovsky ist – wie bereits im Punkt 1.1.1 und 1.1.2 aufgezeigt – im Jahr 1986 in die Konzeption der *„Ottawa-Charta zur Gesundheitsförderung"* der Weltgesundheitsorganisation (WHO) implementiert worden.[134]

Im Zentrum stehen vor allem die biopsychosoziale Sicht auf das Individuum und somit ein weiteres grundlegendes Fundament der Gesundheitswissenschaft, in der Gesundheit von der alltäglichen Umwelt geschaffen und gelebt wird.[135] Das Grundanliegen der Charta, die Einseitigkeit des biomedizinischen Modells mithilfe der ganzheitlichen Sichtweise zu erweitern, erscheint – in Hinblick auf die heutigen praktischen Prinzipien des Gesundheitswesens – weiterhin als theoretisches Ideal.

1.4 Gesellschaftliche Wahrnehmung

Die zuvor dargelegte Theorie der Salutogenese und das implizierte Kohärenzerleben scheinen auf dem Fundament des dynamischen Zusammenspiels komplexer Faktoren die am weitesten entwickelten Theorien zur Erklärung von Gesundheit zu sein: Durch das Einbeziehen vieler Variablen und Ebenen besitzen diese Ansichten einen hohen Integrationswert und bieten sich als Orientierungsrahmen an, der komplexe Zusammenhänge ordnen und veranschaulichen kann.[136]

Die bereits in differenzierter Betrachtung aufgeführten dominierenden naturwissenschaftlichen Sichtweisen haben jedoch zum Teil dazu geführt, dass weder die psychosozialen Beziehungen noch die Kultur reflektiert worden sind, in der sich ein Mensch befindet, sondern Empfindungen zum größten Teil auf intraindividuelle, biophysische Geschehen reduziert wurden.[137]

Auch die gesellschaftliche Wahrnehmung ist heute noch von diesem funktional-defizitorientierten Denken bestimmt. Das belegt auch die Tatsache, dass nur etwa 10% der Gesundheitsausgaben der Bundesrepublik Deutschland für Prävention und Gesundheitsförderung, die im Fortschreiten der wissenschaftlichen Analyse einen gewichtigen Teil einnehmen, zur Verfügung stehen.[138]

In Anbetracht der u.a. im Punkt 1.2.1 beschriebenen kulturellen und damit verbundenen gesundheitlichen Orientierungen – einhergehend mit wachsenden gesellschaftlichen Anforderungen – erscheinen die hier belegten Bedingungen einer positiven gesundheitlichen Entwicklung als eine weitere Ambivalenz.[139]

Das gesellschaftliche Gesundheitsverständnis ist demnach weiterhin davon geprägt, dass viele Menschen glauben, Gesundheit beruhe auf einem besonderen Maß an innerer Ordnung und Krankheit werde durch die Störung dieser Ordnung verursacht. Dabei werden Ärzte oder Therapeuten als Reparateure betrachtet, die, so wie es der Neurobiologe Gerald Hüther beschreibt, *„abgenutzte Teile identifizieren"* und *„wieder in Gang setzen".*[140]

Das daraus resultierende „passive Verhalten" der Patienten ist von der Erwartung an den Arzt oder Therapeuten geprägt, eine möglichst rasche und effektive Behebung der Funktionsstörung zu erreichen. In Anbetracht der wachsenden Inanspruchnahme medizinischer und therapeutischer Behandlungen und steigender Kosten (Kostenexplosion) für die gesundheitliche Versorgung auf der einen Seite und der steigenden Erkrankungsfälle,

34

wie vor allem Depression (z.B. „burnout"), Herz- Kreislauferkrankungen, psychosomatische Auffälligkeiten sowie Sprachentwicklungsstörungen etc., auf der anderen Seite erscheint das kurative und technisierte Verständnis von Medizin und Therapie nicht ausreichend bzw. lediglich zur Maximierung des selbst fokussierten und gesellschaftlich favorisierten ökonomischen Strebens geeignet.[141]

Diese Ambivalenz bringt also ein bedeutsames gesellschaftliches Phänomen zum Ausdruck und fungiert somit als Spiegel des individuellen und gesellschaftlichen Denkens, Wertens und Handelns. Es zeigt sich dabei deutlich die Notwendigkeit einer ganzheitlichen systemischen und somit biopsychosozialen Sichtweise, in der die unterschiedlichen Betrachtungsweisen der Makro-, Mikro- und Mesoebene miteinander verknüpft werden.[142]

Der Mediziner und Mitbegründer der Psychosomatik Thure von Uexküll gibt als Orientierung vor, *„zu einem kritischen Selbstbewusstsein vorzustoßen, in dem der Arzt bzw. der Therapeut sich und seine verschiedenen Rollen im Gesamtrahmen der gegenwärtigen Gesellschaft sieht".*[143] Auch in Bezug auf die erörterten neurobiologischen und systemischen Erkenntnisse bezeichnet der Psychiater und Neurowissenschaftler Manfred Spitzer die notwendige Entwicklung als eine *„echte und anspruchsvolle Herausforderung für uns Fachleute im therapeutischen Bereich".*[144]

Literaturangaben

1   Vgl. Robertz-Grossmann (2004): Gesundheit als gesellschaftlicher Hyperkonsens – eine institutionssoziologische Analyse nach Arnold Gehlen, Hartung-Gorre, Konstanz, S. 3

2   Vgl. Sass, H. M. (1988): Ethik und öffentliches Gesundheitswesen. Springer, Berlin, S. 95

3   Vgl. Ferber, C. von (1988): Gesundheitsverantwortung und Gesundheitsfinanzierung. In: Sass, H.M. (1988): Ethik und öffentliches Gesundheitswesen. Springer, Berlin, S. 114

4   Vgl. Ebd. S. 115

5   Vgl. Robertz-Grossmann a.a.O. S. 13

6   Vgl. Milles, D., Kerkhoff, A. (2010): Gesellschaft und Gesundheit. Historische Texte zu Konzeptionen und Entwicklungen der modernen Public Health. Schriftenreihe Gesundheit-Arbeit-Medizin, Wirtschaftsverlag NV, Bremerhaven, S. 30

7   Vgl. Baumann, P.H. (2010): Ganzheit – Einladung zur Unversehrtheit, 2. Auflage, Pro Buisness, Berlin, S. 37

8   Vgl. Milles, Kerkhoff a.a.O. S. 29

9   Platon: Meisterdialoge. Symposium (1978), Neuauflage, Artemis, Zürich, S. 188

10   Vgl. Nixdorf, S. (2009): Salutogenese und Pränatale Psychologie, Mattes, Heidelberg, S. 110f

11   Vgl. Lüth, P. (1974): Die Medizin. Natur- oder Gesellschaftswissenschaft? In: Volkholz, V. (1974): Analyse des Gesundheitssystems. Krankheitsstruktur, ärztlicher Arbeitsprozess, Sozialstaat. Reader zur Mediensoziologie, Fischer Athenäum, Frankfurt a.M., S. 15f

12   Vgl. Hurrelmann, K., Laaser, U. (2003): Handbuch Gesundheitswissenschaften, 3. Auflage, Juventa, Weinheim, S. 23

13   Vgl. Ebd. S. 20

14   Virchow, R.: Sozialmedizin. In: Lesky, E. (1977): Sozialmedizin – Entwicklung und Selbstverständnis, Wissenschaftliche Buchgesellschaft, Darmstadt, S. 286

15   Vgl. Gutzwiller, F., Paccaud, F. (2011): Sozial- und Präventivmedizin. Public Health, 4. Auflage, Hans Huber, Bern, S. 23

16   Vgl. Bargfrede, A. (2011): Patienten auf der Suche. Orientierungsarbeit im Gesundheitswesen, Verlag für Sozialwissenschaften, Wiesbaden, S. 50

17   Vgl. Gutzwiller, Paccaud a.a.O. S. 23f

18   Vgl. Gottstein, A. (2003): Konzepte von Krankheit und Gesundheit. In: Hurrelmann, K., Laaser, U. (2003): Handbuch Gesundheitswissenschaften, 3. Auflage, Juventa-Verlag, Weinheim und München, S. 25

19   Freud, S.: Drei Abhandlungen zur Sexualtheorie, Fischer, Frankfurt a.M., S. 2

20   Jung, C. G: zitiert in: Fischer E. P. (1995): Die aufschimmernde Nachtseite der Wissenschaft, Libelle, Lengwil, S. 135

21   Vgl. Hurrelmann, Laaser a.a.O. S. 23

22   Vgl. Ruckstuhl, B. (2011): Gesundheitsförderung. Entwicklungsgeschichte einer neuen Public Health Perspektive, Juventa, Weinheim, S. 28

23   Vgl. Ellerbrock, D. (2002): Prävention in der US-Zone 1945-1949. In: Stöckel, S. Walter, U. (2002): Prävention im 20. Jahrhundert. Jonas-Verlag, Dresden, S. 152f

24 Vgl. Ruckstuhl a.a.O. S. 27
25 Vgl. Ebd. S. 27f
26 Vgl. Hurrelmann, Laaser a.a.O. S. 21
27 Vgl. Ruckstuhl a.a.O. S. 27f
28 Vgl. Hurrelmann, Laaser a.a.O. S. 23
29 Vgl. Bargfrede a.a.O. S. 51
30 Vgl. Trojan, A., Stumm, B. (1992): Gesundheit fördern statt kontrollieren. Eine Absage an den Mustermenschen, Fischer Taschenbuch, Frankfurt a.M., S. 85f
31 Maes, S. (1992): Gesundheitspsychologie, Gesundheitsförderung und Krankheitsprävention. In: Schröder, H., Reschke, K. (1992): Psychosoziale Prävention und Gesundheitsförderung, Theorie und Forschung, Bd. 196, Roderer, Regensburg, S. 8
32 Vgl. Hurrelmann, Laaser a.a.O. S. 75
33 Vgl. Waller, H. (2006): Gesundheitswissenschaft. Kohlhammer, Stuttgart, S. 165f
34 Vgl. Hurrelmann, Laaser, a.a.O. S. 21
35 Vgl. Ebd. S. 23
36 Ebd. S. 22
37 Vgl. Ebd. S. 35f
38 Bock, A. (2010): Essays der Gesundheitswissenschaften. Salutogenese in Theorie und Praxis, Martin Meidenbauer Verlagsbuchhandlung, München, S. 3
39 Vgl. Hurrelmann, Laaser a.a.O. S. 25
40 Vgl. Petzold, T. D. (2010): Lust und Leistung und Salutogenese, Verlag Gesunde Entwicklung, Bad Gandersheim, S. 31
41 Vgl. Milles, Kerkhoff a.a.O. S. 440
42 Vgl. Ebd. S. 459f
43 Vgl. Ebd. S. 440f
44 Hurrelmann, K., Laaser, U., Razum, O. (2012): Handbuch der Gesundheitswissenschaften, Beltz Juventa, Basel, S. 16
45 Vgl. Hurrelmann, Laaser a.a.O. S. 31
46 Vgl. Hurrelmann et al a.a.O. S. 5
47 Vgl. Ebd. S. 7
48 Badura, B., Strodtholz, P. (2003): Soziologische Grundlagen der Gesundheitswissenschaften. In: Hurrelmann, K., Laaser, U. (2003): Handbuch Gesundheitswissenschaften, Juventa-Verlag, Weinheim, S. 149
49 Vgl. Zimmer, G. (1981): Persönlichkeitsentwicklung und Gesundheit im Schulalter – Gefährdungen und Prävention, Campus, Frankfurt a.M., S. 14
50 Baumann a.a.O. S. 50
51 Vgl. Zimmer a.a.O. S. 14f
52 Vgl. Hurrelmann, Laaser a.a.O. S. 43
53 Vgl. Sass a.a.O. S. 95f
54 Milles, Kerkhoff a.a.O. S. 183
55 Hurrelmann, Laaser, a.a.O. S. 81
56 Vgl. Ruckstuhl a.a.O. S. 97

57   Vgl. Wydler, H., Kolip, P., Abel, T. (2000): Salutogenese und Kohärenzgefühl. Juventa, Weinheim, S. 115

58   Vgl. Ebd. S. 58

59   Vgl. Ruckstuhl a.a.O. S. 55

60   Waller a.a.O. S. 9

61   Vgl. Robertz-Grossmann a.a.O. S. 13

62   Vgl. Sass a.a.O. S. 102

63   Robertz-Grossmann a.a.O. S. 13f

64   Ernst, H. (1992): Gesund ist, was Spaß macht. In: Trojan, A., Stumm, B. (1992): Gesundheit fördern statt kontrollieren. Fischer Taschenbuch, Frankfurt a.m., S. 153

65   Bloch, E. (1959): Das Prinzip Hoffnung, Suhrkamp, Frankfurt a.M., S. 9

66   Vgl. Wydler et al a.a.O. S. 13

67   Badura, B. (1991): Gesundheitsförderung durch Arbeitsgestaltung. In: Die Betriebskrankenkasse, Universitätsverlag, Bielefeld, S. 12

68   Duden (2006): Die deutsche Rechtschreibung, 24. Auflage, Bibliografisches Institut F.A. Brockhaus, Mannheim, S. 190

69   Vgl. Petzold a.a.O. S. 49

70   Kickbusch, I. (1989): Wo wird Gesundheit geschaffen? In: Dokumentation zur Enquete „Gesundheitsförderung in Österreich", interner Druck, Linz, S. 14

71   Vgl. Hurrelmann, Laaser a.a.O. S. 77

72   Vgl. Ottawa Charte (1986): Manuskript Radix – Gesundheitsförderung, WHO-Legitimation, Kopenhagen, S. 88

73   Vgl. Petzold a.a.O. S. 17

74   Vgl. Hurrelmann, Laaser a.a.O. S. 157

75   Vgl. Ebd. S. 158

76   Gutzwiller, Paccaud. a.a.O. S. 13

77   Vgl. Hurrelmann, Laaser a.a.O. S. 157

78   Vgl. Ruckstuhl a.a.O. S. 47

79   Baumann a.a.O. S. 58

80   Gehlen, A. (2004): Die Seele im technischen Zeitalter und andere sozialpsychologische, soziologische und kulturanalytische Schriften, Klostermann, Frankfurt a.M., S. 189

81   Vgl. Schneider, C. (2000): Philosophische Überlegungen zu Aaron Antonowskys Konzept der Salutogenese. In: Wydler, H., Kolip, P., Abel, T. (2000): Salutogenese und Kohärenzgefühl.Juventa, Weinheim, S. 36

82   Fromm, E. (2009): Die Pathologie der Normalität. Zur Wissenschaft vom Menschen, 3. Auflage, Ullstein, München, S. I

83   Vgl. Böhler, T., Neumaier, O., Schweiger, G., Sedmak, C. (2009): Menschenwürdiges Arbeiten – eine Herausforderung für Gesellschaft, Politik und Wissenschaft, Verlag für Sozialwissenschaften, Wiesbaden, S. 146

84   Uexküll, T. von: Was kann eine Spezialdisziplin „Soziologische Medizin" für eine allgemeine Medizin leisten? In: König, R., Tönnesmann, M. (1958): Probleme der Medizinsoziologie, Westdeutscher, Köln, S. 76

85 Vgl. Schaefer, G. (1992): Der Gesundheitsbegriff bei verschiedenen Völkern. In: Trojan, A., Stumm, B. (1992): Gesundheit fördern statt kontrollieren. Eine Absage an den Mustermenschen, Fischer Taschenbuch, Frankfurt a.M., S. 53

86 Göckenjan, G. (1991): Stichwort Gesundheit. In: Deppe, H. U., Friedrich, H., Müller, R. (1991): Öffentliche Gesundheit – Public Health, Campus, Frankfurt, S. 15

87 Vgl. Milles, Kerkhoff a.a.O. S. 454

88 Rousseau, J. J.: zitiert in: Krack, G., Schlör, V. (2003): Medienphilosophie/Medienethik – zwei Tagungen – eine Dokumentation, Peter Lang, Frankfurt am Main, S. 23

89 Ernst a.a.O. S. 153

90 Schiller, F. (1966): Über naive und sentimentale Dichtung. In: Gesamtausgabe Band 19, Theoretische Schriften dritter Teil, C. H. Beck, München, S. 113

91 Vgl. Milles, Kerkhoff a.a.O. S. 71

92 Vgl. Citron, I. (1998): Kinästhetisch handeln in der Pflege. Entdecken – Verstehen – Erleben, Georg Thieme, Suttgart, S. 20

93 Uexküll von a.a.O. S. 76

94 Vgl. Ruckstuhl a.a.O. S. 14

95 Reinhardt, K. (2010): Studie zur Erfassung und Bewertung von Risikofaktoren – Eine Zwischenauswertung, Eigendruck, Unveröffentlicht, Aken/Elbe

96 Vgl. Hurrelmann et al a.a.O. S. 552

97 Vgl. Krause, C., Lorenz, R. F. (2009): Was Kindern Halt gibt – Salutogenese in der Erziehung, Vandenhoeck & Ruprecht, Göttingen, S. 66

98 Badura, B., Elkeles, T., Grieger, B., Huber, E., Kammerer, W. (1995): Zukunftsaufgabe Gesundheitsförderung, Mabuse, Frankfurt a.M., S. 27

99 Vgl. Badura, B., Walter, U., Steinke, M. (2012): Grundlagen einer Public Health Strategie für die Arbeitswelt. In: Hurrelmann, K., Laaser, U., Razum, O. (2012): Handbuch der Gesundheitswissenschaften, 5. Auflage, Beltz-Juventa, Basel, S. 552

100 Vgl. Hüther, G. (2006): Bedienungsanleitung für ein menschliches Gehirn, Vandenhoeck & Ruprecht, Göttingen, S. 20

101 Vgl. Badura, Walter, Steinke a.a.O. S. 552

102 Vgl. Hüther a.a.O. S. 22

103 Vgl. Badura, Walter, Steinke a.a.O. S. 554

104 Vgl. Hüther, G., Krenz, I. (2010): Das Geheimnis der ersten neun Monate – unsere frühesten Prägungen, Beltz, Weinheim, S. 23

105 Vgl. Ebd. S. 19

106 Vgl. Ebd. S. 120

107 Vgl. Ebd. S. 12f

108 Vgl. Nixdorf a.a.O. S. 14

109 Vgl. Ebd. S. 17

110 Vgl. Ebd. S. 70

111 Vgl. Ebd. S. 92

112 Vgl. Freybergh, F. (1987): Pränatale und perinatale Psychologie und Medizin. Begegnungen mit dem Ungeborenen, Saphir, Ribbesbüttel, S. 86

113 Vgl. Franz, M., West-Leuer, B. (2008): Bindung – Trauma – Prävention. Psychosozial, Gießen, S. 22

114 Vgl. Ebd. S. 24

115 Vgl. Nixdorf a.a.O. S. 67

116 Vgl. Franz, West-Leuer a.a.O. S. 18

117 Vgl. Petzold a.a.O. S. 43

118 Vgl. Antonovsky, A., Franke, A. (1997): Salutogenese. Zur Entmystifizierung der Gesundheit, DGVT, Tübingen, S. 13f

119 Vgl. Ebd. S. 27f

120 Vgl. Nixdorf a.a.O. S. 34

121 Vgl. Meller, S. (2008): Salutogenese durch Selbstverwirklichung – Eine integrative und ganzheitliche Perspektive für die Gesundheitspsychologie, Wissenschaftliche Beiträge aus dem Tectum, Reihe: Psychologie, Bd. 9, Marburg, S. 51

122 Vgl. Bock a.a.O. S. 56f

123 Vgl. Petzold a.a.O. S. 18

124 Vgl. Becker, P. (2006): Gesundheit durch Bedürfnisbefriedigung, Hogrefe Göttingen, S. 93

125 Vgl. Antonovsky, Franke a.a.O. S. 36

126 Vgl. Petzold a.a.O. S. 31

127 Vgl. Meller a.a.O. S. 45

128 Vgl. Nixdorf a.a.O. S. 38

129 Vgl. Meller a.a.O. S. 36

130 Vgl. Krause, Lorenz a.a.O. S. 51

131 Vgl. Nixdorf a.a.O. S. 37

132 Platon: Meisterdialoge. Symposium, Neuauflage (1974), Artemis, Zürich, S. 190

133 Baumann a.a.O. S. 37

134 Vgl. Wydler et al a.a.O. S. 12

135 Vgl. Ottawa Charta, a.a.O. S. 8

136 Vgl. Nixdorf a.a.O. S. 39

137 Vgl. Petzold a.a.O. S. 18, 31f

138 Vgl. Suchodoletz, W. von (2007): Prävention von Entwicklungsstörungen, Hogrefe, Göttingen, S. V

139 Vgl. Schröder, H., Reschke, K. (1992): Psychosoziale Prävention und Gesundheitsförderung, Theorie und Forschung, Bd. 196, Roderer, Regensburg, S. 8

140 Hüther, G. (2011): Was wir sind und was wir sein könnten, 3. Auflage, Fischer, Frankfurt a.M., S. 77

141 Vgl. Bock a.a.O. S. 23

142 Vgl. Tretter, F., Heiden, U. (2003): Umwelt und Gesundheit aus systemwissenschaftlicher Perspektive, Teil 1:Grundlagen, Ecomed Medizin, München, S. 157f

143 Uexküll von a.a.O. S. 76

144 Spitzer, M. (2000): Geist im Netz – Modelle für Lernen, Denken und Handeln, Spektrum akademischer, Heidelberg, S. 5

II Wissenschaftliche Betrachtungen alltäglicher Begegnungen mit „Gesundheit"

A) Arbeit – das „kränkelnde" Herz unserer Gesellschaft

In der Mitte des Jahres 2009 hat die weltweite Finanz- und Wirtschaftskrise Europa – also auch Deutschland – in eine Rezension gestürzt. Zum Ausmaß, den Auswirkungen und der Dauer der Krise hat es zum damaligen Zeitpunkt eine Vielzahl von Negativprognosen, die sich scheinbar gegenseitig übertrumpfen wollten, gegeben. Angst und Furcht vor existentieller Bedrohung, dem Verlust der Arbeit und finanziellen Einschnitten sind die Folgen gewesen. Etwa ein Jahr später, am 28. Juli 2010, erklärt der Wirtschaftsminister der Bundesrepublik Deutschland Rainer Brüderle gegenüber der „Frankfurter Allgemeinen Zeitung", dass die sogenannte „Vollbeschäftigung" aufgrund des enormen wirtschaftlichen Aufschwungs in absehbarer Zeit möglich scheint und eine deutliche Entspannung auf dem Arbeitsmarkt eintreten wird.[1]

Die Betrachtung der wirtschaftlichen Entwicklung innerhalb von etwa zwölf Monaten bietet uns ein Paradigma dafür, mit welcher Selbstverständlichkeit und mit welchem Fatalismus wir die immer hektischeren Bewegungen des Zeitgeistes, verbunden mit dessen Ambivalenzen, hinnehmen. Wirtschaftlicher Erfolg – Armut / Arbeit – Arbeitslosigkeit / Toleranz – Gewalt / kultureller Reichtum – Banalität, das sind nur wenige Facetten dessen, was die Menschen in große Unsicherheit geführt hat.[2]

Auch die Rolle der Arbeit unterliegt im Kontext der uneingeschränkten Informations- und Konsumgesellschaft diesen gesellschaftlichen Ambivalenzen, vor deren Gefahren bereits die Gesellschafts- und Politikwissenschaftlerin Hannah Arendt, zu deren Ehren der alljährliche „Hannah-Arendt-Preis" für politisches und philosophisches Denken in Bremen verliehen wird, vor über 50 Jahren gewarnt hat. Sie hat eine anthropologische und individuelle Verfallsperspektive innerhalb der Gesellschaft prognostiziert, deren Ursprung sie u.a. in den Auswirkungen der Arbeit bzw. der Arbeitslosigkeit gesehen hat.[3]

In unserer heutigen schnelllebigen Zeit haben die Gedanken dieser Philosophin keinesfalls an Aktualität verloren. Auch heute scheint die Arbeit als Erwerbstätigkeit im Mittelpunkt des menschlichen Handlungsspektrums zu stehen und dabei eine entscheidende Rolle in der individuellen Lebensgestaltung einzunehmen. Das soll Gegenstand der folgenden wissenschaftlichen Analyse sein. Im Fokus steht dabei der Mensch als Subjekt seiner Persönlichkeitsentwicklung und somit die Frage nach der Kausalität des modernen Verständnisses von „Arbeit" vor dem Hintergrund historischer Wandlungen und gesellschaftlicher Prozesse.

1 Arbeit im gesellschaftlichen Wandel

Der Begriff „Arbeit" umfasst in unserem allgemeinen Sprachgebrauch vielschichtige Bedeutungsinhalte, mit denen wir im Alltag oft unbewusst kommunizieren. In der ursprünglichen Form kann der Begriff „Arbeit" vom Mittelhochdeutschen „arebeit" abgeleitet werden und ist in der Übersetzung als Mühsal, Beschwernis und Leiden zu verstehen.[4]

Das semantische Verständnis scheint sich im Laufe der Geschichte kaum verändert zu haben: Nach den Gebrüdern Grimm (1785-1863 und 1786-1859) ist „Arbeit" ein „uraltes Wort", das die Tätigkeit von Handwerkern, Kopfarbeit, geistige Arbeit, Bücherarbeit, gelehrte Arbeit und auch das Verrichten, ohne dass ein bestimmtes Werk hervorgebracht wird, bezeichnet.[5] Am Befund der Gebrüder Grimm hat sich bis heute wenig geändert. So definiert der Lexikon-Duden „Arbeit" als eine *„zweckgerichtete Tätigkeit sowie deren Ergebnis; eine Anstrengung, Mühe, Plage".*[6]

Auch im allgemeinen gesellschaftlichen Verständnis dient heute die Erwerbstätigkeit zweckgerichtet vor allem dazu, die Lebens- und Entfaltungsmöglichkeiten der Familie zu sichern.[7]

Die Arbeit ist somit ein Grundaspekt menschlicher Lebenswirklichkeit und scheint sich sowohl definitionsgemäß als auch inhaltlich im allgemeinen Verständnis kaum gewandelt zu haben.[8] Aus philosophischer und historischer Sicht umfasst der Begriff „Arbeit" jedoch ein viel weitreichenderes und tiefgründigeres Spektrum, dessen Bedeutung und Wahrnehmung sich im Laufe der Jahrzehnte immer wieder gewandelt hat. Eingebettet in gesellschaftliche Prozesse hat „Arbeit" stets direkten und auch indirekten Einfluss auf die Entwicklung der Persönlichkeit und die Identität des Menschen gehabt. So sind im Kontext gesamtgesellschaftlicher Entwicklungen (z.B. der Industrialisierung) verschiedene Denkweisen und Ansichten entstanden, die die Debatte um Erwerbstätigkeit und deren Einfluss auf den Menschen bis heute prägen. Der Philosoph Ludwig Wittgenstein (1889-1951) erläuterte in diesem Zusammenhang: *„Ein innerer Vorgang bedarf äußerer Kriterien. "*.[9]

1.1 Historische Betrachtung

Die Bedeutung der „Arbeit" hat die Menschen schon sehr früh bewegt.[10] Schon die biblischen Texte erklären „Arbeit" zur notwendigen Aufgabe aller Menschen.[11] Diese Interpretation wird ambivalent einerseits als Fluch vor dem Sündenfall, andererseits als Fortsetzung der göttlichen Schöpfung verstanden.[12]

In der griechischen Antike ist es undenkbar gewesen, den Menschen durch „Arbeit" zu definieren – „Arbeit" ist für sie etwas Sklavisches gewesen.[13] Im platonischen Sinn hat die Auffassung geherrscht, dass Arbeit und die Tätigkeit eines freien Bürgers, der zur Mitwirkung in der bürgerlichen Gesellschaft berufen ist, unvereinbar sind.[14]

Auch Aristoteles ist davon ausgegangen, dass der eigentliche Sinn des menschlichen Daseins nur in der „Muße" verwirklicht werden kann.[15] Nach seiner Auffassung sollte jeder Arbeitsaufwand zur „Muße" hin geordnet sein. Nur so konnte die Bestimmung des Menschen als Vernunftwesen, das nach dem Sinnkontext des Lebens strebt, realisiert werden.[16]

Für die Antike fängt die Menschheit also erst dort an, wo die Befreiung von Arbeit gelingt. Sie ist davon ausgegangen, dass der Mensch, solange er arbeiten muss, den Zwängen der Natur, d.h. seiner eigenen Animalität unterworfen ist.[17] In dieser Phase der griechischen Kulturgeschichte bedeutet also die Befreiung von Arbeit das Abwälzen der notwendigen Arbeit auf andere. Dieses Prinzip der Verachtung und des Ausschlusses der Arbeit aus der eigentlichen menschlichen Tätigkeit ist im Wesentlichen bis zum 17. Jahrhundert bestehen geblieben.

Mit der Industrialisierung im 18. und 19. Jahrhundert hat der Arbeitsbegriff sein systematisches Gewicht erhalten, welches das philosophische Gedankengut bis heute leitet.[18] Prägend wurde die Transformation der industriellen Produktion insbesondere durch den Taylorismus und die Ausprägung des Fordismus.[19]

Zu dieser Zeit hat sich eine veränderte bürgerliche Gesellschaft entwickelt, deren gesellschaftliche Basis allein darin bestand, ihre Arbeitskraft zu verkaufen.[20] Die arbeitende Klasse – das Proletariat – wird zu einem gesellschaftlichen Faktor. Von den Philosophen Marx (1818-1883) und Engels (1820-1895) werden diese Gedanken publiziert. Für Karl Marx ist die „Arbeit" eine *„ewige Naturbedingung des menschlichen Lebens",*[21] und für Friedrich Engels *„tritt der Mensch durch Arbeit aus der tierischen Daseinsbedingung".*[22]

Für diese philosophische Strömung wird die Emanzipation der arbeitenden Klasse zur Emanzipation der gesamten Menschheit. In diesem Verständnis ist, wie es der deutsche Philosoph Gernot Böhme zusammenfasst, *„der Mensch gesellschaftlich durch Arbeit bestimmt, so dass die Emanzipation des Menschen nicht die Befreiung des Menschen von der Arbeit, sondern die Befreiung der Arbeit selbst sein muss".*[23]

Erst nach der Veränderung der kapitalistischen Produktionsverhältnisse wird es möglich sein, Arbeit als Selbstverwirklichung des Menschen und der gesamten Gesellschaft zu definieren.[24] Das Wesen des Menschen ist also das Ensemble der gesellschaftlichen Verhältnisse.[25]

Auch für den englischen Philosophen John Locke (1632-1704) hat die Epoche der Industrialisierung anthropologische Bedeutung; denn die bürgerliche Existenz und die bürgerliche Gesellschaft legitimieren sich durch Arbeit.[26] In seinen politischen Schriften bezeichnet Locke die „Arbeit" *„als Ursprung und Legitimationsbasis von Eigentum".*[27]

Mit diesem weiterentwickelten Verständnis löst sich der Arbeitsbegriff aus seiner bestehenden alten Verankerung und definiert Arbeit und Reichtum in kausalem Zusammenhang und nicht mehr Armut und Arbeit.[28]

Dass der Mensch als Arbeitender definiert wird, hat also in der bürgerlichen Gesellschaft seinen Ursprung. So will der französische Aufklärer Jean Jacques Rousseau (1712-1778) in seinem pädagogischen Hauptwerk „Emile oder über die Erziehung" aus dem Jahr 1762 mit der Entwicklung der Titelfigur die Erziehung zum Menschen darstellen. Er erzieht Emile zu jemanden, der über Arbeitskompetenzen verfügt, die er unter allen Bedingungen verkaufen kann.[29]

Dieser Kerngedanke des Arbeitsbegriffes bleibt in der Folge der geschichtlichen Entwicklung zwar bestehen; er wird jedoch auch weiterentwickelt und dem politischen bzw. philosophischen Gedankengut angepasst. Einer der bedeutendsten Vertreter des Idealismus, Johann Gottlieb Fichte, (1762-1814) definiert Arbeit als *dem Menschen anthropologisch zugehörige Möglichkeit, der Freiheit Ausdruck zu verleihen*.[30] Die verschiedenen Ansätze und Gedankengänge in der Historie sind auch heute noch die Grundlage der philosophischen Betrachtungen.

1.2 Modernes Verständnis

Hannah Arendt geht in ihrem Werk „Vita activa – oder vom täglichen Leben", das sie 1958 veröffentlicht hat, davon aus, dass es sich bei unserer Gesellschaft seit dem 17. Jahrhundert um eine Gesellschaftsform handelt, die auf dem Phänomen und Begriff „Arbeit" aufbaut. Sie nennt die Gesellschaft im Ganzen eine „Arbeitsgesellschaft".[31]

Im 20. Jahrhundert hat sich die Kultur des Kapitalismus etabliert.[32] Der Grundrhythmus des Lebens, die Abfolge von Zeiten der Arbeit und arbeitsfreier Zeit, scheint im sogenannten „Normalverhältnis" gesellschaftlich definiert zu sein.[33] Doch in Anbetracht der rasanten technologischen Entwicklung vor allem in der zweiten Hälfte des 20. Jahrhunderts und zu Beginn des 21. Jahrhunderts scheint eine Erosion dieses Normalverhältnisses unabdingbar. Bereits heute arbeiten in Deutschland ca. zwei Drittel der Beschäftigten im Rahmen eines Normalarbeitsverhältnisses, während ein

Drittel im sogenannten „prekären Sektor" ein Auskommen finden muss.[34] Die Tendenz der weiteren Veränderung dieser Gewichtung ist abzusehen: Leiharbeit, Zeitarbeit, befristete Verträge, Entzeitlichung und Enträumlichung wachsen.[35]

Auch die Kluft zwischen Arm und Reich wird in Deutschland immer größer. Laut einer Studie der Zeitschrift „Psychologie Heute" sind es 1998 12% der Menschen gewesen, die als armutsgefährdet gegolten haben, während es 2005 bereits 18% sind.[36] Auch die Arbeitslosigkeit ist eine zentrale Problematik in unserer Gesellschaft. Für den Sozialwissenschaftler Gert Mutz besteht neben der Arbeitslosigkeit auch die Gefahr des Anstiegs der Zahl der beinahe Ausgegrenzten, die sich zeitlich befristet in minder bezahlten Jobs befinden. Auf diese Weise könnte eine neue Klassengesellschaft entstehen: die Minderheit der Hochqualifizierten und Hochbezahlten und andererseits die wachsende Zahl der sogenannten „bad jobs".[37]

Auch die Priorität der modernen Gesellschaft, die attraktive Freizeitwelt zu genießen, hat den Sinn des Arbeitens verändert: Das Prinzip „Zeit ist Geld" erscheint heute nicht mehr als oberste Prämisse.[38] Eine weitere Veränderung betrifft die Auflösung der Zeitgrenzen: In zunehmendem Maße greift die Erwerbsarbeit auf das Wochenende über und löst dabei bisherige Muster der Arbeitswoche allmählich auf. In einer aktuellen Umfrage von Unternehmern gaben 70% der 2500 Befragten an, dass ihre wöchentliche Betriebszeit in der Regel die vertragliche oder tarifliche Wochenarbeitszeit überschreiten würde. Im Vergleich dazu waren es 1995 lediglich 57%.[39]

Arbeit und Freizeit werden somit zunehmend als „synoptisch" wahrgenommen, d.h. der berufliche und private Lebensstrang werden nicht als getrennte Einheit angesehen, sondern aufeinander bezogen.[40]

Kritische Beobachter dieser Entwicklung – wie u.a. Stefanie Holuba – gehen davon aus, dass die Spannungen auf dem Arbeitsmarkt noch weiter zunehmen werden. Die Menschen müssen in Zukunft in Vollzeitjobs immer mehr, effektiver und schneller arbeiten und eine permanente Flexibilität und berufliche Mobilität aufweisen.[41]

Die aufgeführten Erkenntnisse lassen den Schluss zu, dass sich die Arbeitswelt in einer stetigen Veränderung befindet, in der geradlinige Biographien nur noch selten anzutreffen sind. Die anfänglich angeführten Ambivalenzen infolge des hochmodernen, schnellen Zeitgeistes können somit bestätigt werden. Welche Auswirkungen in diesem Kontext das heutige Verständnis von Arbeit auf die subjektive Empfindung der Menschen hat und in welchem Ausmaß die Erwerbstätigkeit die individuelle und gesellschaftliche Identität beeinflusst, ist in der Folge Gegenstand der wissenschaftlichen Erörterung.

2 Arbeit und Identität

„Arbeit" ist eine zentrale anthropologische Kategorie, die für den Prozess der Menschwerdung, der Sozialisation, der Reproduktion und der Vergegenständlichung des Menschen konstitutiv ist.[42] Jedoch scheint das Verhältnis zur Arbeit dem Menschen in den hochindustrialisierten Gesellschaften nicht mehr selbstverständlich.[43]

Der Mensch trifft auf massive Veränderungen seiner bekannten Lebenswelt und muss in der Lage sein, seine persönlichen Dispositionen und Lebensentwürfe schnell genug an die sich verändernden Bedürfnisse des Marktes anzupassen. Nach den optimistischen Erkenntnissen der Neurowissenschaft um den Forscher Gary Small scheint diese Entwicklung nicht beunruhigend. Small geht davon aus, dass unser Gehirn in der Lage sei, sich so rapide zu entwickeln, dass wir mit stetiger Informationszufuhr und Veränderungen zurechtkommen.[44]

Im Hinblick auf die Persönlichkeit und Identität des Menschen müssen diese Veränderungen jedoch auch im Kontext psychosozialer Entwicklung gesehen werden. Denn andere Neurowissenschaftler – wie u.a. Gerald Hüther – gehen davon aus, dass unser Gehirn als „Sozialorgan" agiert und in diesem Sinn auch geprägt wird.[45]

Arbeit ist demnach nicht nur in transitiver Beziehung, d.h. Mensch – Umwelt, zu betrachten, sondern sie verwandelt den Menschen selbst. Die Herstellung der Identität und Persönlichkeit kann so nur in einem sozialen

Gefüge von Zeit und Raum erfolgen. Die Zugehörigkeit zu einem „Platz in der Gesellschaft" ist demnach grundlegender Bestandteil der Identität. Der Arbeitsplatz erhält so eine zentrale Position dieser Identität, dessen Erringen und Erhalten mit deren Mitgestaltung verbunden sind.[46]

Nach den philosophischen Theorien hierzu (im 19. Jahrhundert u.a. Karl Marx) führt die mangelnde Mitgestaltung des Arbeiters zu einem niedrigen Selbstwertgefühl, verbunden mit der Empfindung, mit sich selbst nicht im Einklang zu sein, und im schlimmsten Fall zur totalen Anomie.[47] Im Umkehrschluss bedeutet dies, dass sich der Mensch in der Arbeit selbst verwirklichen muss und sein Potential als Individuum zu einer Identität realisiert.[48]

Der zentrale Faktor dieser Realisierung kann nur in der Interaktion zwischen Individuum und Umwelt in Form der Aktivität und Tätigkeit passieren.[49] Die Tätigkeit wird damit zur Grundlage der Entwicklung der Persönlichkeit und der Identität. In der Psychologie existiert auch aus diesem Grund die Einheit von Bewusstsein und Tätigkeit.[50]

Wesentliche psychische Aspekte – d.h. Aspekte der Persönlichkeitsentwicklung – sind nicht nur in der Kindheit manifestiert, sondern dank der enormen lebenslangen Plastizität unseres Gehirns jederzeit veränderbar.[51] Die beruflichen und privaten Prozesse sind ineinander verschränkt und beeinflussen die Entwicklung einer bei jedem Menschen individuellen psychischen Struktur, die wir auch Persönlichkeit nennen.[52]

Diese Prozesse der Entwicklung können sehr gut sichtbar z.B. bei Jugendlichen in der Phase des beruflichen Übergangs betrachtet werden. Die Entwicklung der jungen Menschen gestaltet sich als ein Prozess, in dem die Erwartungen der Eltern und eigene Bestrebungen in den sozialen Kontext der Familie und in die objektive Chancenstruktur des Arbeitsmarktes eingebettet sind.[53] Auch für den Soziologen Georg Herbert Mead (1863-1931), der den Begriff der Identität maßgeblich mit beeinflusst hat, entsteht Identität in der Auseinandersetzung mit den gesamtgesellschaftlichen Beziehungen.[54]

Dieser Kerngedanke der Identitätsbildung ist auch bei Ervin Goffman zu finden. Er unterscheidet in „soziale Identität", die sich auf die Zugehörigkeit zu einer Gruppe mit deren normativen Erwartungen bezieht, und in „persönliche Identität", die die Unverwechselbarkeit des Individuums herausstellt.[55]

Zwischen der Arbeit im Sinne der Erwerbstätigkeit und der Identitäts- bzw. Persönlichkeitsausprägung ist also eine erhebliche Korrelation festzustellen. Arbeit, Beruf, Position und die damit verbundenen Statussymbole sowie die Tätigkeit selbst tragen zu einer aktiven Selbst- und Identitätsschaffung bei und konstruieren diese gleichzeitig mit. In der postmodernen Gesellschaft nimmt die Arbeit also sowohl auf individuelle als auch auf kollektive Identitäten Einfluss.[56] Von diesem Erkenntnisstand ausgehend, gibt es Gefahren und auch Chancen des modernen Arbeitsverständnisses für die individuelle Persönlichkeits- und Identitätsausbildung.

2.1 Gefahren

2.1.1 Arbeitslosigkeit und Armutsgefährdung

Unsere Gesellschaft versteht sich, wie Hannah Arendt es formuliert hat, als Arbeitsgesellschaft.[57] Sie scheint mit dieser Erkenntnis Recht zu behalten. Das zeigt sich darin, dass auf der einen Seite Sicherung von Arbeitsplätzen und Arbeitsbeschaffung als oberste politische Priorität anerkannt werden und auf der anderen Seite Arbeitslosigkeit rein negativ vom „nicht Haben" einer Arbeit her bestimmt wird.[58]

Die Arbeit ist jedoch, wie das vorangegangene Kapitel aufgezeigt hat, der Kern aller individueller und gesellschaftlicher Reproduktion und somit Grundlage der menschlichen Existenz. Die Arbeitslosigkeit ist im Gegensatz dazu eine bedeutende Einschränkung und Einengung sowie eine disruptive und traumatisierende Erfahrung.[59] Obwohl Arbeitslosigkeit oft ein Produkt der ökonomischen Verhältnisse und der wirtschaftlichen Entwicklung ist, müssen die Betroffenen die Situation austragen und fassen diese oft als eigenes Versagen auf.[60] Arbeitslosigkeit ist demnach als „Sozialpathologie" in unserer Gesellschaft zu bezeichnen.[61]

Die Arbeitslosigkeit und häufig damit verbundene Armut beeinflussen nicht nur das Wohlbefinden der betroffenen Menschen, sondern auch die Gesundheit und die Teilnahme am kulturellen und politischen Leben.[62] Es kommt zur Trennung oder zum Nichtzustandekommen der Bindung, die Arbeitnehmer und Arbeitgeber in einer vertraglichen Weise eingehen, die in der modernen Arbeitspsychologie als *„commitment deprivation"* bezeichnet wird.[63] In diesem Zusammenhang ist Arbeitslosigkeit als eine Form der Ausgrenzung und der Exklusion zu sehen, die dazu zwingt, seine Lebenswelt und damit seine Identität neu zu erschließen.

Nach einer Studie der deutschen Philosophin und Soziologin Frigga Haug bringen über ein Drittel der Arbeitslosen ein Gefühl der gesellschaftlichen Wertlosigkeit zum Ausdruck.[64]

Diese Empfindung der betroffenen Menschen kommt auch aufgrund des Ineinandergreifens der Strukturalität und Intimität zustande: Die Öffentlichkeit, das gesellschaftliche System und die soziale Welt sowie Privatheit, persönliche Lebenswelt und Intimität greifen in der Situation der Arbeitslosigkeit ineinander. Das erzeugt Scham und im schlimmsten Fall auch Schande, die psychologisch als Empfindung der verletzten Selbstachtung erklärt werden kann. Diese Emotionen zeigen, dass soziale Erwartungen nicht erfüllt worden sind, und offenbaren den Widerspruch zwischen Sein und Sollen.[65]

Für den französischen Philosophen Jean Paul Sartre (1905-1980) ist die Kategorie Scham auf den Moment des fremden Blicks angewiesen. Aus subjektiver Sicht fasst er dieses Gefühl zusammen: *„Ich schäme mich über mich vor Anderen."* [66]

Die Gefahr des sozialen Ausschlusses ist auch im Hinblick auf diese sinnleitende Emotion sehr groß. Denn mit dem Verlust der gemeinsamen Arbeitsbeziehung entfallen wichtige Kommunikationsgrundlagen.[67] Der Mensch ist und bleibt jedoch ein soziales Wesen und ist im Hinblick auf die Identitätsentwicklung auf diese Definition als Gemeinwesen angewiesen.[68] Die gefühlte Isolation infolge des Rückzugs der Sozialkontakte, die die Betroffenen wahrnehmen, kann zu erheblichen Veränderungen in der psychischen Struktur führen und damit die Persönlichkeits- und Identitätsausbildung beeinflussen. Nach einer einjährigen Arbeitslosigkeit lassen sich vier Haltungstypen festlegen: 16% der Arbeitslosen wurden als ungebrochen eingeordnet, 48% als resigniert, 11% als verzweifelt und 25% als apathisch.[69]

Bei der Mehrzahl derer, die von Arbeitslosigkeit betroffen sind, stellen sich unmittelbare seelische Belastungen ein, die nicht selten in ernsthafte psychische Erkrankungen transformiert werden. Bereits 1975 konnten Wolfgang Maiers und Morus Markard in ihren Analysen zur „kritischen Psychologie" nachweisen, dass andauernde oder erneute Arbeitslosigkeit zu erhöhter Depressivität führt.[70]

So verhält sich auch die Zahl der Einweisungen in psychiatrische Anstalten parallel zum Konjunkturzyklus, und zwar zunehmend in einer Krise und abnehmend im Aufschwung.[71] Doch nicht selten werden die psychischen Probleme der Betroffenen zu spät erkannt, und als letzte Konsequenz erscheint vor allem für sensible und introvertierte Menschen der Selbstmord. Die Arbeitslosigkeit ist die dritthäufigste Ursache für den Suizid und verhält sich äquivalent zur Konjunktur.[72] Bereits der französische Soziologe Emilè Durkheim (1858-1917) hat festgestellt, dass wirtschaftliche Krisen auf die Selbstmordanfälligkeit eine verstärkende Wirkung haben.[73]

Auch der Zusammenhang zwischen Alkoholismus und Arbeitslosigkeit kann anhand von Studien von Warenberg und Horn belegt werden. Sie stellten zwei bis drei Jahre nach dem Eintritt einer konjunkturellen Schwächung und der damit verbundenen steigenden Arbeitslosigkeit einen Anstieg der Todesfälle aufgrund einer Leberzirrhose-Erkrankung fest.[74]

Die Erkenntnisse der psychologischen Wirkungsforschung belegen, dass unter ungünstigen Bedingungen, d.h. auch aufgrund bereits vorhandener psychischer Dispositionen oder anderer traumatisierender Ereignisse in der Lebensbiographie, die erlebte Arbeitslosigkeit manifeste Störungen hervorrufen kann.[75]

Der auch dadurch entstehende Wettbewerb um Arbeit scheint die verheerenden Tendenzen offenzulegen. Die Dynamik, jegliche Arbeit um jeden Preis anzunehmen, erzeugt ähnliche Gefahren für die psychische Gesundheit und für die Entwicklung der Identität. Die Unterwanderung von Standards der menschenwürdigen Arbeit – wie z.B. der gesetzlichen Mindestlöhne in der Pflege oder im Baugewerbe – geschieht vielfach durch subtilen Druck, der zur Folge hat, dass mehr Menschen aufgrund entstehender psychischer Erkrankungen das Arbeitsverhältnis nicht aufrechterhalten können.[76]

Der französische Psychologe Alein Ehrenberg spricht in diesem Zusammenhang vom *„erschöpften Selbst".*[77] Die sogenannte „Selbstentfremdung" in Situationen der Arbeitslosigkeit bzw. absoluter Armutsgefährdung resultiert aus dieser subjektiven Erschöpfung. Unter „Selbstentfremdung" lässt sich die Aushöhlung der sozialen Basis für Selbstachtung und der subjektiven Identität verstehen.[78]

Die Folgen dieser Prekarisierung und der Arbeitslosigkeit haben für die Persönlichkeitsentwicklung also erhebliche Auswirkungen. Dabei sind Arbeitslosigkeit und Armutsgefährdung primär keine psychologischen, sondern sozialökonomische Probleme, die den Zustand der gesellschaftlichen Reproduktion ebenso wie die Entfaltung des Einzelnen einschränken bzw. gefährden.[79]

In der Gesellschaft ist das Thema Arbeit auch daraus resultierend mit Angst verbunden.[80] Wie eine Gesellschaft mit Angst umgeht, bestimmt im Wesentlichen deren Humanität.[81] Gerade im Umgang mit dem gefürchteten Phänomen Arbeitslosigkeit und Armut zeigt sich die moralische Struktur einer Gesellschaft. Dabei scheint der neuralgische Punkt der Umgang mit Arbeitslosigkeit und Armut vor dem Hintergrund der Selbstachtung und der damit einhergehenden Menschwürde zu sein. Denn die Würde und soziale Identität dürfen nicht davon abhängen, ob ein Mensch einen Arbeitsplatz besitzt oder nicht.[82]

Die soziale und somit auch individuelle Identität entscheidet über den gemeinsamen Boden, der metaphorisch als Gesellschaft zu verstehen ist. Die Zugehörigkeit ermöglicht Inklusion und Ausprägung einer Identität, in der die Entfaltung der Persönlichkeit möglich ist.[83] In diesem Zusammenhang spricht Wittgenstein (1889-1951) von der *„Notwendigkeit, nicht nur in Definitionen, sondern auch in Überzeugungen übereinzustimmen".*[84]

2.1.2 Extremjobbing und „Burnout-Syndrom"

Neben den extremen Lebensverhältnissen der Arbeitslosigkeit und der Armutsgefährdung können auch die Entwicklungen des sogenannten „patchwork"-Lebens Risiken und Gefahren beinhalten, die die Persönlichkeits- und Identitätsausbildung nachhaltig beeinflussen.[85] Die Ambivalenz des beschriebenen Zeitgeistes unserer Gesellschaft scheint im Hinblick auf diese weitere extreme Entwicklung eine Bestätigung zu finden.

Das gegenwärtige ökonomische Fundament bildet bei der Betrachtung der weiteren möglichen extremen Auswirkungen der Arbeit auf die Persönlichkeits- und Identitätsentwicklung den gesellschaftlichen Rahmen. Dabei lässt sich erkennen, dass sich auch aus dieser Perspektive die Arbeitswelt – wie im Punkt 2.1.1 beschrieben – zunehmend grausam gegenüber dem Individuum verhält.[86]

Es gilt als „common sense", dass wir uns in einer Leistungsgesellschaft befinden und mit diesem Begriff auch selbstbewusst und offensiv umgehen.[87] Der Terminus „Stress" ist dabei zu einem Modewort geworden, dessen eigentliche psychologische Bedeutung in der ständigen Profilierung der eigenen Konkurrenzfähigkeit und Leistungsbereitschaft untergegangen zu sein scheint.[88]

Dabei steigt die Zahl der psychischen Erkrankungen durch Stress stetig an: Wachsender Zeitdruck, viele Aufgaben gleichzeitig und häufige Störungen durch moderne Kommunikationsmittel führen zunehmend zu einer Überlastung des Menschen.[89] Doch nur in dieser Aktivität des Multitaskings scheint die Karriere möglich. Zwar verspricht diese Karriere viel Freiraum in der beruflichen Tätigkeit, sie ist aber gleichzeitig mit erheblichen zeitlichen Einschränkungen verbunden – ähnlich, wie sie im Punkt 1.2 bereits beschrieben worden sind. So können Studien belegen, dass eine mittlere Führungskraft pro Woche ca. 55 Stunden arbeitet und es schwieriger geworden ist, die Grenzen zwischen Arbeit und Freizeit zu ziehen, je höher die Person in der beruflichen Tätigkeit aufsteigt.[90]

In der deutschen Chefetage verschärfen sich die Zahlen nochmals: Bei einer Befragung gaben über 80% der Topmanager (über 200 000 € Einkommen im Jahr) an, bis zu 60 Stunden zu arbeiten. Die Arbeit wird als „angenehm stimulierend" oder als „intellektuelle Herausforderung" angesehen, wobei der Begleitstress als „Lebenselixier" empfunden wird. Der entstandene neue Typus des Arbeiters wird in der modernen Psychologie als „Extremjobber" bezeichnet. Diese Arbeitsweise kann jedoch nur selten mit einem befriedigenden Privatleben in Einklang gebracht werden und auch die gesundheitlichen Folgen spüren die Betroffenen oft erst Jahre später.[91]

Der amerikanische Psychologe Herbert Freudenberger nahm bereits 1974 die ersten Tendenzen dieses Phänomens wahr. Er beobachtete viele junge und hochmotivierte Menschen, die nach wenigen Jahren Arbeit abgestumpft und zynisch der Arbeit entgegentraten. Er nannte dieses Phänomen „Burn-out". Seit der Jahrtausendwende spitzen sich die Zustände in der Arbeitswelt weiter zu: Im Jahr 2006 ließen sich nach einer Erhebung der Techniker-Krankenkasse 33000 ihrer 2,5 Millionen Mitglieder krankschreiben, weil sie überfordert oder müde waren. Allein nach dieser Einschätzung bedeutet das für Deutschland einen Anstieg von ca. 10% der Krankheitstage infolge psychischer Beschwerden im Vergleich zum Vorjahr. Auch die Anzahl der Berufsunfähigkeitsfälle aufgrund psychischer Erkrankungen ist von 1997 bis 2004 um fast 70% gestiegen.

Das „Burnout-Syndrom" scheint sich also in der Folge der wirtschaftlichen Entwicklung weiter auszubreiten. Die Folgen für die Persönlichkeits- und Identitätsentwicklung sind nahezu äquivalent zu denen der Armutsgefährdung und Arbeitslosigkeit. Auch beim „Burnout-Syndrom" kann es zu einer Selbstentfremdung in Form einer Depersonalisierung kommen, die in der Folge den Wegfall der sozialen Kontakte mit sich bringt.[92] Jedoch ist auch diese mögliche Gefahr der modernen Arbeitswelt immer im Zusammenspiel anderer möglicher Dispositionen zu sehen.

2.2 Chancen und Möglichkeiten

2.2.1 Aspekte der jungen Generation

Die betrachteten Ausschnitte der gegenwärtigen Situation in der Arbeitswelt fordern das Umdenken der Gesellschaft. In diesem Zusammenhang ist die „Bildung" eine unverzichtbare Voraussetzung für ein neues Denken in Bezug auf Arbeit. Dabei besteht die Chance, und zwar vor allem für die junge Generation, zu einer deutlichen Trendwende, weg vom noch grassierenden Individualismus, von Egotrips und Ellenbogenmentalität, hin zu einer Zukunft der neu gedachten und gestalteten Arbeit, bei der es noch mehr möglich sein wird, sich von Status-, Standes- und Herkunftsgrenzen nicht mehr beschränken zu lassen.[93] Auch auf die Erwerbstätigkeit und Armutsminimierung hat Bildung einen positiven Einfluss.[94]

Bildung wird somit zur „sozialen Frage" des 21. Jahrhunderts, indem die Grundlagen der „Arbeit" im Sinne einer menschenwürdigen Tätigkeit neu überdacht werden müssen. Auch der renommierte Historiker Jürgen Kocka fordert im Hinblick auf neue Werte und Denkweisen der jungen Generation *die Neuorientierung und die Modernisierung der Arbeitsgesellschaft*.[95]

2.2.2 Gesellschaftsentwurf des Bedingungslosen Grundeinkommens

Um dem Trend der Verschärfung des sozialen Gefüges in der Gesellschaft entgegenzuwirken, existiert seit längerer Zeit der gedankliche Entwurf einer möglichen Lösungsstrategie. Die Idee des „Bedingungslosen Grundeinkommens" (BGE) will in der Entkopplung von Arbeit und Einkommen die Verteilungsprobleme des Finanzmarktes lösen.[96] Jeder Bürger würde das gleiche Grundeinkommen beziehen und müsse dabei nicht nachweisen, dass er arbeitet oder nicht.[97] Das würde die heutigen Verhältnisse umkehren und nach den Ideengebern eine Verwirklichung der Freiheit bedeuten.[98] Bereits Erich Fromm (1900-1980) setzte sich für ein sogenanntes „Bürgergeld" ein. Er glaubte, dass die Freiheit nur auf diese

Weise erweitert werden könne, da der Mensch von wirtschaftlicher Bedrohung befreit wäre.[99] Diese Debatte ist sicherlich mit großer Ernsthaftigkeit zu führen, erfasst sie doch die fundamentale Ursache eines Problems, das in jedem Fall gelöst werden muss.

3 Ausblick

Es steht außer Frage, dass die „Arbeit" in ihrer dargestellten Vielschichtigkeit weitreichenden Einfluss auf die individuelle Persönlichkeitsentwicklung und damit auf die Ausbildung der Identität hat. Das subjektive Wohlbefinden steht dabei in enger Wechselwirkung mit den gesamtgesellschaftlichen Tendenzen. Die moderne Arbeitswelt birgt im Kontext der herrschenden Wirtschaftsform viele Gefahren für die psychische Struktur, ein wertvolles Gut unserer Gesellschaft. Gerade deshalb sind neue politische Debatten und eine gesellschaftliche Sensibilisierung für diese Thematik notwendig.

Die aufgeführten Aspekte der Möglichkeiten, die vor allem auch von der jungen Generation ausgehen, können nur auf dem Fundament menschlicher Handlungskompetenz aufbauen und so zur Voraussetzung der positiven Persönlichkeitsentwicklung werden. Denn die Warnungen von Hannah Arendt vor dem Verfall anthropologischer und menschenwürdiger Grundmuster – und damit vor der Gefahr für die Gesundheit – sind im Hinblick auf die neoliberale Wirtschaftsstrategie ernst zu nehmen. So muss auch die therapeutische und pädagogische Intervention auf die Veränderung der gesellschaftlichen Verhältnisse im Sinne der Menschenwürde Einfluss zu nehmen versuchen.[100] Denn die erörterten Auswirkungen der Arbeitslosigkeit und Armut auf der einen Seite und des Extremjobbings auf der anderen Seite sind Gegensätze, die eine weitere krankmachende Ambivalenz unseres Zeitgeistes darstellen.

Geprägt von den humanistischen Idealen und der hohen Wertestruktur der deutschen Klassik, schreibt Friedrich Schiller, dass *„unser Empfinden für das Natürliche dem Gefühl des Kranken für die Gesundheit gleicht".*[101]

Im Hinblick auf die Korrelation von Arbeit und Identität ergibt sich auch daraus, dass die *„work-life-balance"* die Grundlage eines modernen, humanistischen Verständnisses für die heutige Arbeitswelt sein muss. Der Sozialpsychologe, Humanist und Philosoph Erich Fromm hat in diesem Zusammenhang bereits vor über 40 Jahren vor der Herausbildung des sogenannten *„Marketingcharakters"* gewarnt und damit schon damals für die *„Renaissance des Humanismus"* plädiert.[102] Besonders in Zeiten extremer Ambivalenzen, die vor allem in der wirtschaftlichen Rezession auch den Denkanstoß zu einer Rückbesinnung auf menschliche Werte evoziert hat, müssen in der modernen Arbeitswelt die Wahrung der Größe sowie die Unantastbarkeit der Würde des Menschen unverzichtbare, realisierbare Handlungs- und Zielgrößen sein.[103]

Literaturangaben

1   Brüderle, R. (2010): „Brüderle rechnet mit Hunderttausend neuen Jobs". In: Frankfurter Allgemeinen Zeitung 28.08.2010, F.A.Z.-Verlag, Frankfurt am Main, S. 8

2   Vgl. Holderegger, A. (2004): Kommunikations- und Medienethik – interdisziplinäre Perspektiven, 3. Auflage, Studien zur theologischen Ethik, Herder, Freiburg, S. 37

3   Vgl. Arendt, H. (2002): Vita activa oder vom täglichen Leben, 3. Auflage, Piper, München

4   Vgl. Holuba, S. (2009): Was hat Arbeit mit dem Leben zu tun? Karl Dietz, Berlin, S. 7

5   Vgl. Grimm, J., Grimm, W.: Deutsches Wörterbuch, Bd. I, (1845) Deutscher Taschenbuch, Leipzig, S. 538

6   Duden (2006): Die deutsche Rechtschreibung, 24. Auflage, Bibliografisches Institut F.A. Brockhaus, Mannheim, S. 196

7   Vgl. Goldschmidt, N., Stüwe, K., Tschaler, F. (2009): Kulturelle Ökonomik – Arbeitswelt und Sozialstaat in einer globalisierten Gesellschaft, deutsch-koreanische Betrachtungen, Lit, Berlin, S. 21

8   Vgl. Rosenstiel, L.v. (2007): Grundlagen der Organisationspsychologie, 6. Auflage, Schäffer-Poeschel, Stuttgart, S. 53

9   Wittgenstein, L. (1960): Philosophische Untersuchungen. In: L. Wittgenstein: Schriften, Suhrkamp, Frankfurt am Main, S. 580

10 Vgl. Rosenstiel a.a.O. S. 54

11 Vgl. Heidenreich, F., Monod, J.C., Oster, A. (2009): Arbeit neu denken / repenser le traveil – Kultur und Technik, Bd. 15, Lit, Berlin, S. 8

12 Vgl. Rosenstiel a.a.O. S. 54

13 Vgl. Böhme, G. (2010): Anthropologie in pragmatischer Hinsicht, Edition Sirius im Aisthesis, Bielefeld, S. 143

14 Vgl. Goldschmidt, Stüwe, Tschaler a.a.O. S. 33

15 Vgl. Heidenreich, Monod, Oster a.a.O. S. 8f

16 Vgl. Goldschmidt, Stüwe, Tschaler a.a.O. S. 33f

17 Vgl. Böhme a.a.O. S. 143

18 Vgl. Krüger, H.J. (1971): „Arbeit" In: Ritter, J.; Gründer, K.; Gabriel, G.; Eisler, R. – Historisches Wörterbuch der Philosophie, Bd. I, Schwabe, Basel, S. 486

19 Vgl. Böhler, T., Neumair, O., Schweiger, G., Sedmak, C. (2009): Menschenwürdiges Arbeiten – eine Herausforderung für Gesellschaft, Politik und Wissenschaft, Verlag für Sozialwissenschaften, Wiesbaden, S. 42

20 Vgl. Böhme a.a.O. S. 145

21 Marx, K.: Das Kapital. Kritik der politischen Ökonomie, Bd. I Neuauflage (1977), Dietz, Berlin, S. 57

22 Engels, F. (1894): Herrn Eugen Dührings Umwälzung der Wissenschaft. In.: MEW 20, 1-303, Berlin, S. 264

23 Böhme a.a.O. S. 145

24 Vgl. Ebd. S. 149

25 Vgl. Ebd. S. 129

26   Vgl. Locke, J. (1978): Two Treatises of Civil Government. In: Krämer Badoni: Zur Legitimität der bürgerlichen Gesellschaft. Eine Untersuchung des Arbeitsbegriffes in der Theorie von Locke, Smith, Ricardo, Hegel und Marx, Campus, Frankfurt am Main, S. 112

27 Locke, J. (1977): Zwei Abhandlungen über die menschliche Regierung, Frankfurt a.M., S. 23

28   Vgl. Ehmer, J., Grebung, H., Gutschner, P. (2001): Arbeit: Geschichte-Gegenwart-Zukunft; 37. Linzer Konferenz der internationalen Tagung der HistorikerInnen der Arbeit- und anderer sozialen Bewegungen, 11. Bis 15. September 2001, Akademische Verlagsanstalt, Leipzig, S. 146

29   Vgl. Rousseau, J.J.: Emile ou De L' Éducation (Paris 1762). Dt. Übersetzung nach Hermann Denhardt: Emil oder über die Erziehung. Neue Ausgabe. 2 Bände. Leipzig, Neuauflage 2010, Anaconda, Köln, S. 192

30   Fichte, J.G. zit. in: Werner Conze (1973): Arbeit. In.: Otto Brunner: Geschichtliche Grundbegriffe – Historisches Lexikon zur politisch sozialen Sprache in Deutschland, Bd. I, Klett-Cotta, Stuttgart, S. 184

31   Vgl. Arendt a.a.O. S. 12

32   Vgl. Holuba a.a.O. S. 7

33   Vgl. Goldschmidt, Stüwe, Tschaler a.a.O. S. 31

34   Vgl. Ehmer, Grebung, Gutschner a.a.O. S. 140

35   Vgl. Ebd. S. 31

36   Vgl. Nuber, U. (2009): Unsichere Zeiten. In: Psychologie Heute 12/2009, Julius Beltz, Weinheim, S. 8

37   Vgl. Mutz, G. (2001): Der souveräne Arbeitsgestalter in der modernen Zivilgesellschaft. In: Aus Politik und Zeitgeschichte, Beilage zur Wochenzeitung „Das Parlament" B. 21, Bundeszentrale für politische Bildung, Bonn; Rifkin, J. (1999): Das Ende der Arbeit und ihre Zukunft, Campus, Frankfurt am Main, S: 14

38   Vgl. Goldschmidt, Stüwe, Tschaler a.a.O. S. 31

39   Vgl. Ehmer, Grebung, Gutschner a.a.O. S. 141f

40   Vgl. Kupta, P. (1993): Arbeit und Persönlichkeitsentwicklung im Jugendalter – Theoretische Aspekte und Empirische Analysen Beruflicher Übergänge im internationalen Vergleich, Forschungsbericht der Universität Bremen, Universitätsbuchhandlung, Bremen, S. 69

41   Vgl. Holuba a.a.O. S. 12

42   Vgl. Böhler, Neumair, Schweiger, Sedmak a.a.O. S. 41

43   Vgl. Heidenreich, Monod, Oster a.a.O. S. 7

44   Vgl. Braun, W. (2010): Droht uns eine ethische Abstumpfung? In: Psychologie Heute 2/2010, Julius Beltz, Weinheim, S. 16

45   Vgl. Hüther, G. (2006): Bedienungsanleitung für ein menschliches Gehirn, Vandenhoeck & Ruprecht, Göttingen, S. 18

46   Vgl. Ehmer, Grebung, Gutschner a.a.O. S. 232

47   Vgl. Kupta a.a.O S. 64

48   Vgl. Haug, F. (1980): Gesellschaftliche Arbeit und Individualentwicklung. Arbeit und Arbeitslosigkeit in kritisch-psychologischer Sicht. Studien zur kritischen Psychologie, Pahl Rugenstein, Köln, S. 31

49 Vgl. Kupta a.a.O S. 70

50 Vgl. Haug a.a.O. S. 43,51

51 Vgl. Kupta a.a.O S. 61

52 Vgl. Ebd. S. 3

53 Vgl. Ebd. S. 53

54 Vgl. Mead, G.H. (1968): Geist, Identität und Gesellschaft, Suhrkamp, Frankfurt am Main, S. 194

55 Vgl. Goffman, E. (1967): Stigma – Über Techniken der Bewältigung beschädigter Identität, Suhrkamp, Frankfurt am Main, S. 133

56 Vgl. Assmann, J. (1992): Das kulturelle Gedächtnis; Schrift, Erinnerung und politische Identität in frühen Hochkulturen – zur Unterscheidung von personaler und kollektiver Identität, C.H. Beck, München, S. 130f

57 Vgl. Arendt a.a.O. S. 12

58 Vgl. Böhme a.a.O. S. 150

59 Vgl. Böhler, Neumair, Schweiger, Sedmak a.a.O. S. 156,160

60 Vgl. Maiers, W., Markard, M. (1980): Lieber Arbeitslos als ausgebeutet? Probleme des psychologischen Umgang mit psychischen Folgen der Arbeitslosigkeit – Studien zur kritischen Psychologie, Pahl Rugenstein, Köln, S. 64

61 Vgl. Böhler, Neumair, Schweiger, Sedmak a.a.O. S. 151

62 Vgl. Nuber a.a.O. S. 8f

63 Vgl. Böhler, Neumair, Schweiger, Sedmak a.a.O. S. 156

64 Vgl. Haug a.a.O. S. 38

65 Vgl. Böhler, Neumair, Schweiger, Sedmak a.a.O. S. 178

66 Sartre, J.P. (1993): Das Sein und das Nichts. Zur Analyse des Blicks, Neuauflage Rowohlt, Reinbeck, S. 457

67 Vgl. Maiers, Markard a.a.O. S. 103

68 Vgl. Böhler, Neumair, Schweiger, Sedmak a.a.O. S. 146

69 Vgl. Maiers, Markard a.a.O. S. 54

70 Vgl. Ebd. S. 56

71 Vgl. Ebd. S. 25

72 Vgl. Ebd. S. 30

73 Vgl. Durkheim, E. (1973): Der Selbstmord, Luchterhand, Neuwied, S. 273

74 Vgl. Warenberg, K.W., Horn, K.L. (1973): Alcoholism syndrom related to sociological classification, University press, Boston, S. 99-120

75 Vgl. Maier, Markard a.a.O. S. 105

76 Vgl. Böhler, Neumair, Schweiger, Sedmak a.a.O. S. 171f

77 Ehrenberg, A. (2004): Das erschöpfte Selbst. Depression und Gesellschaft in der Gegenwart, Campus, Frankfurt am Main, S. I

78 Vgl. Böhler, Neumair, Schweiger, Sedmak a.a.O. S. 180

79 Vgl. Maiers, Markard a.a.O. S. 15, 93

80 Vgl. Böhler, Neumair, Schweiger, Sedmak a.a.O. S. 117

81 Vgl. Willhauck, L. (1997): Partizipatorische Planung als politische Kultur. Chancen für neue Formen politischen Handelns im Spannungsfeld von Lebenswelt und politisch-administrativen System. In: Beiträge zur Kulturgeschichte der Natur, Bd. 7, Europäische Verlagsanstalt, Frankfurt am Main, S. 35f

82 Vgl. Böhler, Neumair, Schweiger, Sedmak a.a.O. S. 161, 175f

83 Vgl. Ebd. S. 182

84 Wittgenstein, L.: Philosophische Untersuchungen, Neuauflage (1967), Oxford University press, Oxford, S. 242

85 Vgl. Böhler, Neumair, Schweiger, Sedmak a.a.O. S. 113

86 Vgl. Ruhwandl, D. (2009): Burn out: Am Rande des Nervenzusammenbruchs. In: Psychologie Heute 5/2009, Julius Beltz, Weinheim, S. 20

87 Vgl. Ehmer, Grebung, Gutschner a.a.O. S. 119

88 Vgl. Rosenstiel, von a.a.O. S. 111

89 Vgl. Ruhwandl a.a.O. S. 21

90 Vgl. Rosenstiel, L.v. (2008): Job fressen Seele auf. Ein Interview. In: Psychologie Heute 08/2008, Julius Beltz, Weinheim, S. 64f

91 Vgl. Ruhwandl a.a.O. S. 22

92 Vgl. Ebd. S. 21, 23f

93 Vgl. Ehmer, Grebung, Gutschner a.a.O. S. 31f

94 Vgl. Böhler, Neumair, Schweiger, Sedmak a.a.O. S. 121

95 Kocka, J. (2001). Thesen zu Geschichte und Zukunft der Arbeit. In: Aus Politik und Zeitgeschichte, Beilage zur Wochenzeitung „Das Parlament", B 21, Bundeszentrale für politische Bildung, Bonn, S. 21

96 Vgl. Neuendorff, H., Peter, G., Wolf, F.O. (2009): Arbeit und Freiheit im Widerspruch – Bedingungsloses Grundeinkommen – ein Modell im Meinungsstreit, VSA, Hamburg, S. 10f

97 Vgl. Janert, J. (2008): Warum noch arbeiten? In: Psychologie Heute 3/2008, S. 62-68, Julius Beltz, Weinheim

98 Vgl. Neuendorff, Peter, Wolf a.a.O. S. 90

99 Vgl. Fromm, E. (1999): Das Menschenbild bei Marx. Die menschliche Natur, Europäische Verlagsanstalt, 2. Auflage Frankfurt am Main, S. 11

100 Vgl. Arendt a.a.O. S. 5ff

101 Schiller, F. (1966): Über naive und sentimentale Dichtung. In: Gesamtausgabe Band 19, theoretische Schriften dritter Teil, Neuauflage, C. H. Beck, München, S. 134

102 Fromm, E. (2010): Haben oder Sein, Deutscher Taschenbuch, 37. Auflage, München, S. 211

103 Grundgesetz für die Bundesrepublik Deutschland (1990), Bundeszentrale für politische Bildung, Bundesverlags- und Druckwesen, Bonn, S. 1

B) Die digitalen Medien, unsere Persönlichkeit und unsere Gesundheit

Auf der größten Messe für Informations- und Telekommunikationstechnik in Deutschland, der CeBit, haben sich auch in diesem Jahr die Besucher wieder in die scheinbar unendlichen Innovationen der Entwicklung der digitalen Medien begeben können. Erneut ist dabei sichtbar geworden: Im Zentrum stehen nach wie vor die besten und vor allem schnellsten Errungenschaften der sogenannten digitalen Medien – das Fernsehen und das Internet.

Wir haben uns fast schon daran gewöhnt, die immer hektischeren Bewegungen des Zeitgeistes und das Tempo dieser technologischen Innovationen mit einem gewissen Fatalismus hinzunehmen, als sei das erreichte Niveau der Lebensbedingungen in einer Medien- und Informationsgesellschaft ständig zu optimieren.[1] Umso lauter muss im Bereich der neuen, digitalen Medien der Ruf nach dem moralisch zu Verantwortenden sein. Dort, wo problematische Folgen der Ökonomie in Erscheinung treten, müssen die Grundsätze der Humanität, nach denen wir gut leben, gerecht handeln und vernünftig über unser Handeln und über unsere Lebensform entscheiden oder urteilen, in den Fokus der Betrachtung rücken.[2] Die ethische Reflexion als gesellschaftliches Steuerinstrument muss auch das Bewusstsein der digitalen Generation in allen Facetten beleuchten und aufklären, um möglichen Folgen entgegenzuwirken.

Dass der stetig optimierte Zeitgeist, der vor allem durch das Internet und das Fernsehen suggeriert wird, Auswirkungen auf die Persönlichkeit und damit auch auf das ethisch-moralische Handlungsspektrum hat, versucht u.a. der wissenschaftliche Artikel *„Droht uns eine ethische Abstumpfung"* von Walter Braun in der Zeitschrift „Psychologie Heute" anhand von Studien zu beleuchten (siehe Anhang). Die Gefahr, dass das fundamentale Denkmuster der Ethik, die Empathie, durch die ständige Zufuhr von digitalen Informationen verloren geht, ist die alarmierende Kernaussage des Artikels, die es in differenzierter Auseinandersetzung und im Vergleich zu optimistischeren wissenschaftlichen Erkenntnissen zu betrachten gilt.[3]

Im Fokus der vorliegenden Arbeit stehen die Person als Subjekt ethischen Handelns im Kontext der digital- medialen Kultur und dabei die Frage nach der Kausalität dieser Kultur in Bezug auf die Entwicklung der personellen Identität und deren Ausprägung von Solidarität.[4]

1 Medien und Moral

Medien gehören zum Alltag unseres Lebens wie das Autofahren oder der Kurzurlaub.[5] Allein in Deutschland werden im Durchschnitt mehr als acht Stunden täglich – bewusst oder unbewusst – Medien in Form von Fernsehen, Internet, Radio etc. konsumiert.[6]

Über die Medien als Mittel der Welterschließung konstituieren sich Wirklichkeiten und Handlungsoptionen, die sowohl jedes Individuum als auch die gesamte Öffentlichkeit erreichen.[7] Sie sind also Bestandteil des individuellen Erfahrungsraumes und gleichzeitig eine abstrakte Lokalität – ein Konstrukt, in der sich die Frage danach, was objektiv der Fall ist und wie man sich dazu verhalten soll, in ständig gewandelten Zusammenhängen stellt.[8] Die Ethik greift an dieser Stelle die persönliche Haltung auf und setzt sich mit der Wirkung der Medien auf ebendiese auseinander. Sie fragt nach der Veränderung von moralischen Einstellungen des Menschen, die durch die Medien bewirkt werden.[9] Die grundlegende Voraussetzung, dass der Mensch überhaupt ethisch handeln kann und damit das Fundament der Entwicklung einer Person inne hat, ist die Entfaltung der menschlichen Person, die nur in *Freiheit* sittlich sein kann.[10]

Doch diese Voraussetzung für das ethische Handeln scheint unter dem Einfluss der neuen digitalen Medien in neurobiologischer Hinsicht eingeschränkt zu sein: Im präfrontalen Kortex unseres Gehirns befindet sich das Zentrum für Einfühlungsvermögen und Toleranz. Die dort stattfindende Verarbeitung von sozial berührenden Eindrücken dauert länger als im nichtemotionalen Teil – und zwar erstaunliche sechs bis acht Sekunden. Diese Erkenntnisse warnen in der Schlussfolgerung vor der Einflussnahme

64

der rasanten Informationszufuhr, vor allem durch die digitalen Medien, auf die grundlegenden sozialen Fähigkeiten des Menschen, die immer früher auch Kinder und Jugendliche erreicht. Auch die britische Neurobiologin S. Greenfield warnt, dass durch die digitalen Medien vor allem die kommende Generation ihre persönliche Identität verlieren könnte.[11] Es stellt sich also nicht mehr nur die Frage, mit welcher Haltung der Mensch zu inhaltlichen Zusammenhängen der Medien steht und wie er daraus resultierend in ethische Verantwortung treten kann, sondern inwiefern das menschliche Gehirn, geprägt vom täglichen, massenhaften und schnellen Medienkonsum, in der Lage ist, zu einem freiheitlich-sittlichen und damit ethischen Handlungsbewusstsein zu gelangen. Die sittliche Persönlichkeit und deren moralisch reflektierenden Charakterzüge können sich nur durch eine ausreichende emotionale Fundierung bereits in der frühen Kindheit und in einer darauf aufbauenden angemessenen Erziehung und Bildung ausprägen.

Für die kommende Generation scheint sich ein Ungleichgewicht wichtiger prägender Erfahrungen der realen kommunikativen Umwelt und der virtuellen Welt der digitalen Medien abzuzeichnen.

1.1 Historische Betrachtung

In Europa existieren seit ca. zweieinhalbtausend Jahren Medien. Bereits Platon (428-348 v.Chr.) hat erörtert, was man im Sinne der Betrachtung des menschlichen Handelns mit ihnen tun darf, wie man sie verantwortlich gebrauchen kann und zugänglich machen soll.[12] Im Dialog „Phaidros", in dem die Schrift, die zum eigenständigen Verstehen beitragen soll, Gegenstand der Diskussion ist, warnt bereits Platon vor der Gefahr der Übernahme von ungeprüftem Wissen sowie von Fremdurteilen, was zu einer Art „*Halbbildung*" führen könne.[13]

Es hat also schon vor Jahrhunderten Zweifel an dem Novum, dem Weiterentwickelten gegeben – auch im Bereich der Medien. Aristoteles ist von der „*Physik der vorhandenen Dinge*" ausgegangen und beleuchtet damit schon damals eine der zentralen Fragen der Philosophie, in der es um den

Gegensatz von Natur und Natürlichkeit auf der einen Seite und Unnatur und Künstlichkeit auf der anderen Seite geht .[14] Während der folgenden Jahrhunderte wurden die in der Antike beschriebenen Erkenntnisse zum festen Bestandteil philosophischen und menschlichen Gedankenguts. Etwa die Erfindung des Buchdruckes im 16. Jahrhundert, das Auftauchen neuer Medien im Zuge der späteren Industrialisierung, wie z.B. des Telefons als erster elektrischer Generierung der virtuellen Welt, und – brandaktuell – der digitalen Medien, haben für immer neuen Zündstoff gesorgt. Im Zentrum der Betrachtung dieser Phänomene stehen dabei der Mensch und seine mögliche personelle Veränderung. So warnte bereits Rousseau (1712-1778): *„Durch die mechanische Wissenschaft und verfeinerte Künsteleien hat sich der Mensch verloren und seiner Natur entfremdet.“* [15] Auch die Dichter und Denker der Weimarer Klassik begannen sich im Zuge der Technisierung literarisch mit der Korrelation zum Menschen auseinanderzusetzen. So befand Schiller (1759-1805), dass *„unser Empfinden für das Natürliche dem Gefühl des Kranken für die Gesundheit gleicht“.*[16]

Im 20. Jahrhundert setzten sich die Bedenken über die zunehmende Durchdringung der Technik in der Gesellschaft fort. In seiner Rede vor Studenten mahnte Theodor W. Adorno (1903-1969), es sei eine *„wichtige moralische Aufgabenstellung, die Wechselwirkung zwischen technischen Objekten und ihre soziokulturelle Formkraft im Hinblick auf eine menschenwürdige Gesellschaft zu betrachten“.*[17]

1.2 Der digital-gesellschaftliche Prozess

Die menschliche Gesellschaft, die sich mit den technischen Errungenschaften und durch sie in ihrem Idealbild stetig verändert hat, erlebt in der Geschichte auch einen Wandel der Sprache und der allgemeinen Kommunikationsstrukturen: Der Mensch bleibt jedoch als ein soziales Lebewesen immer der Ausgangspunkt; denn er kann ohne Sprache nicht existieren, ohne die Gebärde des anderen findet er nicht zu sich selbst und ohne ein Regelsystem kann er diese Gebärde nicht erfassen und verstehen – diese Beobachtungen aus der Linguistik und der Sozialpsychologie zeigen, wie wichtig die Rolle der Kommunikation für das Leben der Menschen ist.[18] In der Historie scheint das Idealbild menschlicher Kommunikation z.B. durch die Erfindung der Schrift, des Buchdrucks und in den Anfängen auch des Fernsehens in seinem Fundament erhalten geblieben, durch den aufkommenden Bildungsaspekt gar erweitert zu sein. Doch im 21. Jahrhundert müssen sich diese Grundstrukturen im Kontext der *„digitalen Revolution"*, die eine nie da gewesene Vielzahl von Möglichkeiten mit sich bringt, neu bewähren und vor allem von der Gesellschaft wieder erkannt werden. Die digitalen Medien zwingen der menschlichen Kommunikation unweigerlich neue Regeln auf.[19] Während der Soziologe Georg Simmel (1858-1918) für die Voraussetzung jeder Kommunikation im Kantschen Sinn den *„Raum als die Möglichkeit des Beisammenseins"* definiert und davon überzeugt ist, dass die *„Herstellung dieses Raums nur durch die direkte Wechselwirkung zwischen Menschen stattfinden kann"*, scheint diese Basis im Zuge der Manifestierung der virtuellen Welt außer Kraft gesetzt.[20] Körper und Kommunikation scheinen entkoppelt, die Interaktion zwischen leiblich anwesenden Sendern und Empfängern findet in der virtuellen Welt nicht mehr statt.[21]

Im 21. Jahrhundert sind die neuen Kommunikationsstrukturen zum Symbol technischer Modernisierung geworden, deren verhängnisvolle Ambivalenz bekannt ist: Die wachsenden Gegensätze zwischen wirtschaftlichem Erfolg und Armut, Toleranz und Gewalt, kulturellem Reichtum und Banalität sind einige Facetten dessen, was mit großer Hoffnung begann und den Menschen inzwischen in große Unsicherheit geführt hat, die mit dem Verschwinden der konkreten Orte im virtuellen Raum eine neue Dimension bekommen hat.[22] Das, wogegen Rousseau sein verzweifeltes Veto einzulegen versuchte, ist zum Normalfall geworden.[23] Wie sehr dieser „Normalfall" die Identität und moralische Handlungsweise den Menschen prägt, kann anhand von neurobiologischen Studien und deren Schlussfolgerungen für die Generierung des menschlichen Gehirns umfang- und interpretationsreich dargestellt werden. So kann die in der wissenschaftlichen Abhandlung von Susan Greenfield ausgesprochene Warnung vor dem Verlust der personellen Identität der kommenden Generation unter dem Einfluss des Cyberspace angesichts des aufgezeigten geschichtlich-philosophischen Gedankenguts plausibel nachvollzogen werden.[24]

Auf den eingangs erläuterten neuen Erkenntnissen der Neurowissenschaften basiert jedoch auch die Annahme von Gary Small, dass unser Gehirn in der Lage sei, sich so rapide zu entwickeln und anzupassen, dass es mit dem Datenschwall zurechtkommt.[25] An der Korrelation der digitalen Medien und der individuellen Persönlichkeitsentwicklung ist nach allem, was wir inzwischen wissen, nicht zu zweifeln. In welchem Ausmaß davon die ethisch-moralische Handlungsausprägung betroffen ist, wird im Diskurs verschiedener Ansichten und Betrachtungen in der Folge zu beantworten sein.

2 Auswirkungen auf unsere ethisch-moralische Persönlichkeitsstruktur

An den digitalen Medien, mit denen – bei abnehmender Bedeutung des Fernsehens – das Internet gemeint ist, orientiert sich vor allem die junge Generation in der Phase der Selbstfindung. Die jungen Menschen sind auf der Suche nach sich selbst und einem Platz in der Gesellschaft. Die virtuellen Netzwerke der digitalen Medien gehören zu dem Ort, in dem Jugendliche das finden, was sie brauchen, um in der heutigen Zeit erwachsen zu werden. Etliche Studien liefern den Beweis, wie sehr die junge Generation am kommunikativen Tropf der digitalen Medien hängt: 95% der 14- bis 19-Jährigen und 91% der 20- bis 29-Jährigen sind regelmäßig online.[26]

Die sogenannte „Milleniumsjugend" ist die erste Generation, die in den virtuellen Gemeinschaftsräumen des Internets aufwächst.[27] In diesen digitalen Räumen gelten ihre eigenen kommunikativen Standards in Form von Worten, Symbolen und Bildern, so wie sie gesehen werden wollen. Der Cyberspace als ein multimedialer Ort bietet ein nahezu unbegrenztes Arsenal an Verwandlungsmedien und Verwandlungsräumen, das psychologisch als Gegenkonzept der Identitätsausbildung verstanden werden kann.[28] Die Hoffnung der jungen Menschen, fernab von kontrollierenden

Instanzen die digitalen Medien als eine Zwischenwelt zu definieren, die ihnen hilft, sich aus familiären Bindungen zu lösen und sich trotzdem zu Hause zu fühlen, scheint ein Phänomen in einer komplexen Gesellschaft zu sein, in der auch die Persönlichkeit komplexer geworden ist.[29] Es scheint überlebenswichtig für die junge Generation zu sein, sich aus multiplen Rollen und Identitäten zusammenzusetzen – virtuell oder real – nach dem Motto: *„Ich bin vernetzt, also bin ich."*[30] Von diesem Erkenntnisstand ausgehend, gibt es Gefahren und auch Chancen der jungen Generation für die individuelle Persönlichkeitsentwicklung und deren ethische Bewusstseinssphäre, die von den digitalen Medien ausgehen.

2.1 Gefahren der digitalen Mediatisierung

2.1.1 Gewaltdarstellungen

Die alarmierende Aussage, die Gegenstand der Erörterung ist (siehe Anhang), dass unser Gehirn aufgrund der schnellen Geschwindigkeit der eingehenden Informationen nicht mehr in der Lage ist, angemessenes moralisches Verhalten zu zeigen, kann anhand wissenschaftlicher Beobachtungen von Gewaltdarstellungen im Fernsehen oder im Internet untermauert und konkretisiert werden. Die gewalthaltigen Darstellungen der Medien erzeugen eine Simulation der Ereignisse, so dass die Unterscheidung von Fiktion und Realität unmöglich erscheint.[31] Sie wirken real, weil sie keine weitere Entschlüsselung (wie beim Lesen) benötigen. Aus diesem Grund bezeichnet man sie auch als die ersten „natürlichen Medien".[32]

Nach Günther Anders macht das Fernsehen durch den sogenannten „Neutralisationseffekt" *„das Nahe fern und das Ferne intim".*[33] In dem Verschwimmen der Grenzen zwischen Realität und Fiktion liegt die größte Gefahr im Hinblick auf die ethische Persönlichkeitsausprägung.

Anhand von zwei amerikanischen Studien von Brad Bushman und Craig A. Anderson kann belegt werden, dass Menschen weniger sensibel gegenüber der Not anderer reagieren, wenn in der virtuellen Welt spritzendes Blut Normalität ist. Untersucht wurde die Wirkung von brutalen Computerspielen unmittelbar nach den virtuellen Kämpfen. In einer gestellten Szene auf dem angrenzenden Flur kommt es zu körperlicher Gewalt, so dass die Probanden diesen Streit aufgrund der geöffneten Tür beobachtet haben.

Das erschreckende Ergebnis lautet: Die Spieler brauchten im Gegensatz zu nicht spielenden Probanden vier Mal so lange, um einzugreifen, und neigten dazu, im anschließenden Gespräch den Kampf zu verschweigen. Das zweite Experiment untersuchte mit der gleichen Intention das Verhalten von Menschen nach einem gewalthaltigen Kinofilm anhand einer dargestellten Szene, in der eine Person mit Krücken vor dem Kino stürzt. Das Ergebnis war ähnlich wie in der ersten Studie: Die Probanden, die aus dem gewalthaltigen Film gekommen sind, brauchten fast elf Sekunden, um zu helfen.[34]

In der exzessivsten Form des Konsums von medialer Gewalt kommt es – in Korrelation mit anderen sozialen und umweltbedingten Faktoren – immer häufiger zu Ausprägung eines Suchtverhaltens, deren nähere Beschreibung im Punkt 2.1.1 (Essay B) erfolgt. Diese neuesten Erkenntnisse stützen die Aussagen des Artikels von Braun und lassen die frühere, in der Wissenschaft weit verbreitete Annahme, dass Menschen, die zu einem sozial unverträglichen Verhalten tendieren, auch derartige Darstellungen bevorzugen, immer häufiger umkehren.[35]

In der Psychologie existieren verschiedene Erklärungsansätze der Einflussnahme von Gewaltdarstellungen auf den Menschen: Die *„Suggestionsthese"* besagt, dass Menschen im Fernsehen gezeigtes Verhalten nachahmen, in Anlehnung an Goethes Briefroman auch *„Werther-Effekt"* genannt. Dass die Betrachtung von Gewalt Aggressionen auslöst, wie die sogenannte *„Stimulationsthese"* behauptet, ist ein weiterer Erklärungsversuch.[36] Jedoch existieren zu den genannten Thesen nur wenige wissenschaftliche Studien, die einen eindeutigen Zusammenhang belegen.[37] Die Lerntheorien, die auf Wechselwirkung der Persönlichkeit und der Umwelt aufbauen, bieten mit der Erweiterung der neuen Erkenntnisse des Artikels eine fundamentale Neuorientierung bei der Betrachtung des ethischen Handlungsspektrums im Zusammenhang mit den digitalen Medien.[38]

2.1.2 Anonymisierung und veränderte Persönlichkeitsentwicklung

Die grundlegende Idee der Sprachakttheorie der Linguistik und der empirischen Wissenschaften ist, dass die Kommunizierenden nicht nur über etwas sprechen, sondern im Sprechen zugleich eine intersubjektive Beziehung zueinander eingehen. In der virtuellen Welt scheint diese Kommunikationsbasis außer Kraft gesetzt. Die digitalen Plattformen (Facebook, Myspace, Twitter etc.) dienen der selbstinszenierten, anonymisierten Kommunikation, in der die persönliche Identität in dem *„Anerkannt sein"* gemessen wird und der Kommunizierende erst dadurch als Person wahrgenommen wird.[39] Der Name ist lediglich das Attribut unserer Persönlichkeit und die Schrift hat die Funktion eines *„face to face"*-Gesprächs übernommen.[40]

Der Mensch bewegt sich durch diese digitale Welt als ein *„soziales Chamäleon"*, das sich Teile von Identitäten vieler Quellen ausleiht und diese nach Wunsch und Nutzen für seine jeweilige entsprechende Situation konstruiert.[41]

In dieser Selbstinszenierung ist kein Platz mehr für die eigentlichen Darstellungen des Subjekts, denn der Mensch existiert in diesem Kontext nicht mehr als Subjekt, sondern als „Terminal multipler Netzwerke".[42] Das Selbst wird nicht mehr als solches betrachtet, sondern in seinen Beziehungen zu anderen.[43] Die Empfindung für die eigene Identität, die in einer traditionellen Kultur vorhanden ist, weicht dem entstehenden multiphrenen Zustand, in dem die ständige Verlagerung und Verkettung des Seins im Fokus steht. Das bedeutet, dass das „exklusive Ich" dem „inklusiven multidimensionalen Ich" gewichen ist.[44]

Für die autonome Entwicklung der Psyche, die ein unveränderliches Ich vorrausetzt, bedeuten diese Verlagerungen auch eine Veränderung des Selbstbewusstseins und der Fähigkeit zur Empathie; denn ein empathischer Impuls kann nur erwachsen, wenn wir ein Ich behalten, das sich ausreichend als solches versteht.[45]

Die Folgen der digitalen Mediatisierung und der daraus resultierenden neuen Kommunikationsstrukturen scheinen für die moralische Persönlichkeitsausbildung also unabwendbar. So besteht die Gefahr, dass exzessive Nutzer auf diese Weise zu *„funktionellen Autisten"* werden und nicht mehr in der Lage sind, einem anderen Menschen in die Augen zu schauen, was die objektive Grundvoraussetzung für empathische Züge ist.[46]

Ein ätiologisches Beispiel ist das virtuelle Online-Spiel „World of Warcraft", in dem sogenannte „Avatare" die eigene virtuelle Persönlichkeit definieren und der Spieler nur über sie die primär menschlichen Eigenschaften wie Emotionen und Denken „empfinden" kann.[47]

Der exzessive Umgang mit den neuen Medien, vor allem mit den virtuellen Online-Spielen, der immer häufiger in einer Sucht endet und mit extremer Aggressivität einhergeht, beruht im Zusammenhang mit umweltbedingten Faktoren (Familie, Umfeld) auch auf der digitalen Mediatisierung.[48]

Auch der Vorwurf, dass die virtuelle Welt ein Forum für grenzlosen Exhibitionismus und Narzissmus ist und darin jeder Aspekt des Lebens als Ware degradiert wird, spielt in unserer Gesellschaft – und nicht mehr nur in einzelnen extremen Formen, wie vorangehend dargestellt – bei der Betrachtung der Persönlichkeitsentwicklung eine nicht zu verachtende Rolle.

Das Verlangen nach Aufmerksamkeit ist in der jungen Generation zur zwanghaften Normalität geworden.[49] Eine amerikanische Studie, in der das Selbstwertgefühl von jungen Menschen (14- bis 16-Jährige) untersucht worden ist, kommt zu dem Ergebnis, dass lediglich 12% der Jugendlichen in den 50er-Jahren meinten, sie seien wichtig. Bereits in den 80-er Jahren ist dieser Wert um mehr als das Sechsfache auf fast 80% angestiegen.[50]

Der infantile Glaube, dass die Welt sich um sie dreht, ist sicherlich in Ansätzen auch ein Resultat des veränderten Erziehungsverhaltens in den 80er und 90er-Jahren, das teilweise zu unrealistischer Selbsteinschätzung der Jugendlichen geführt hat und sich heute in noch so banalen Selbstdarstellungen z.B. auf „YouTube" wiederfindet.[51]

Auch die ärztliche Diagnose ADHS (Aufmerksamkeits-Defizit-Hyperaktivitäts-Syndrom) beruht auf dem Verharren im infantilen Stadium, in der das Kind nicht mehr in der Lage ist, seine Konzentration zu fokussieren. Dem Kind fehlt die wichtige Sozialisationserfahrung, sich mit anderen in einem gemeinsamen Gegenstand des Interesses finden zu können und sich auf diese Art und Weise verbunden zu fühlen.[52]

Der alltägliche Konsum von Medien – sowohl des Kindes und vor allem auch der Eltern – spielt bei der fehlenden Erfahrung eine wesentliche Rolle, denn die Fehlfunktion im Gehirn, die ADHS auslöst, ist primär die Folge einer nicht erlernten Handlungskompetenz, die ein empathisches Verhalten voraussetzt.[53]

Die angeführten Aspekte belegen, dass sich die realen Erfahrungen im Spannungsfeld mit den Simulationstechniken befinden. Sinnliche Aspekte, wie z.B. Denken oder Erfahrung, können durch eine einseitige technisch vermittelte Kommunikation nur partiell zur Entfaltung kommen, denn die Urteilsfähigkeit im Sinne Kants kann nur durch Lebenserfahrung und nicht durch Informationsselektion in der virtuellen Welt geschehen.[54]

Die in der Studie angeführte zunehmende subjektive Wichtigkeit der jungen Generation bedeutet im Umkehrschluss, dass immer weniger junge Menschen sich tolerant verhalten, kritikfähig sind und mit Rückschlägen des Lebens umgehen können. Das Resultat der Betrachtungsausschnitte erhärtet die Ausgangsthese: Es sind immer weniger Jugendliche in der Lage, ihren Mitmenschen gegenüber Empathie auszudrücken.

2.2 Chancen der digitalen Mediatisierung

2.2.1 Authentizität und Persönlichkeitsentwicklung
Im Hinblick auf die Persönlichkeitsentwicklung bieten die digitalen Medien – nach verschiedenen wissenschaftlichen Ansätzen und Studien – für die junge Generation viele positive Aspekte und Möglichkeiten. So wird

die Anonymität des Internets als Vorteil von den Jugendlichen wahrgenommen, in der sie mit ihrem Ich experimentieren können und in Rollen schlüpfen können, die sie in der realen Welt nur ungern annehmen würden.[55]

Einer amerikanischen Studie zufolge sagen neun von zehn Jugendlichen, dass sie mehr mitteilen können und ehrlicher sind, wenn sie mit einem Freund oder einer Freundin chatten.[56]

In der virtuellen Welt tritt das wahre Ich also stärker hervor als in der persönlichen Begegnung. Auch die Tatsache, dass man mithilfe der global agierenden sozialen Netzwerke über eine lange Distanz Kontakte aufrechterhalten kann, wird als Vorteil wahrgenommen.[57]

Eine weitere amerikanische Studie belegt, dass der dezentralisierte Charakter der neuen Informations- und Kommunikationstechnologien und die sozialen Netzwerke, die sie fördern, sich in dem kollektiven Bewusstsein der Psyche niedergeschlagen haben: Die heutige junge Generation zeigt eher als alle Generationen davor Empathie für andere Gruppen und versucht, den Standpunkt des anderen zu verstehen.[58]

In Äquivalenz mit der Hypothese der Aussage von Gary Small, dass das Gehirn in der Lage sei, sich schnell zu entwickeln und mit dem Dateninput zurechtzukommen, führt Jeremy Rifkin die Tatsache an, dass das darstellerische Bewusstsein in der virtuellen Welt ein Bewältigungsmechanismus der Psyche ist, um den Anforderungen der zunehmenden hyperrealen Globalgesellschaft gerecht zu werden. Es ist also lediglich eine Weiterentwicklung des Bewusstseins, die es ermöglicht, Zweideutigkeiten und komplexere Prioritäten zu leben.[59]

2.2.2 Digitale Medien als Sozialisationsinstanz

Die digitalen Medien sind zu einer selbstverständlichen Sozialisationsinstanz avanciert.[60] Eine Folge des im Punkt 2.2.1 beschriebenen positiven Aspekts des durch seine Beziehungen definierten Ich ist die daraus resultierende Chance für eine tolerantere multikulturelle Sozialisation im 21. Jahrhundert. Sie beinhaltet auch die Möglichkeit zu einem größeren Verbundenheitsgefühl und zu einer empathischen Bewusstseins-steigerung.[61]

Die bereits erwähnte amerikanische Studie von Markow ist die Grund-lage für die Erkenntnis, dass in Online-Netzwerken ebenso viel soziales Kapital geschaffen wird wie früher in Kirchengemeinden oder Vereinen.[62]

Folgt man der Annahme von Jeremy Rifkin, gab es noch *„keine Gene-ration, die so tolerant war und die für die Rechte Benachteiligter eintrat wie heute".*[63]

3 Ausblick

Es steht außer Frage, dass die digitalen Medien Einflüsse auf die indi-viduelle Persönlichkeitsentwicklung der jungen Generation haben. Die virtuelle Welt birgt viele Gefahren und gerade deshalb sind ethische Nor-men erforderlich. Die aufgeführten Chancen und Möglichkeiten, die die digitalen Medien ohne Zweifel haben, können nur auf dem Fundament ethischer Handlungskompetenz aufbauen und so zur Voraussetzung der positiven Persönlichkeitsentwicklung werden. Die digitalen Medien sollen natürlich ihren Platz in unserem Leben haben, aber ohne die ethischen Prinzipien zu verdrängen; denn die Zukunft wird davon bestimmt sein, wie es die Bundeskanzlerin treffend auf der CeBit formuliert hat: *„Die Durchdringung des gesamten Lebens mit Informations- und Kommunikati-onstechnologie wird unsere … nächsten Jahre prägen."*[64]

Die beiden neurobiologischen Thesen der Ausgangsquelle lassen zu Recht den Schluss zu, dass eine entscheidende Schwelle in der Forschung erreicht worden ist. Beide Ausgangsquellen ergänzen sich somit gegensei-tig: Wenn man davon ausgeht, dass das Gehirn ein *„Sozialorgan"* ist, kann der Mensch damit rechnen, dass sein Gehirn sich schnell an einen großen Dateninput gewöhnen und diesen auch verarbeiten kann, solange er sich von einer medialen Überbelastung regelmäßig erholt und seinem Gehirn Ruhepausen einräumt.[65]

Dieses Idealbild der Erkenntnis setzt allerdings wieder die reale Erfah-rung und vor allem die Auseinandersetzung mit sich selbst als autonome

Person voraus, denn dass man *„für die voraussagbaren Folgen seines Handelns aufkommen"* muss, sagte bereits der Soziologe Max Weber.[66]

Der Sozialpsychologe, Humanist und Philosoph Erich Fromm hat bereits vor über 40 Jahren vor der Herausbildung des sogenannten *„Marketingcharakters"* gewarnt und damit schon damals für die *„Renaissance des Humanismus"* plädiert.[67] Auch die digitalen Medien und deren Gefahren für die ethische Persönlichkeitsstruktur können mit Fromms Worten noch heute erläutert werden: *„Wo Technik, also toter Pragmatismus herrscht, ist kein Platz mehr für tatsächliche menschliche Bezogenheit."*[68]

Besonders in Zeiten der Wirtschaftskrise, die auch den Denkanstoß zur Rückbesinnung auf menschliche Werte evoziert hat, müssen in der modernen Medienwelt die Wahrung der Größe sowie die Unantastbarkeit der Würde des Menschen unverzichtbare, realisierbare ethische Handlungs- und Zielgrößen sein.[69]

Literaturangaben

1 Vgl. Holderegger, A. (2004): Kommunikations- und Medienethik – interdisziplinäre Perspektiven 3. Auflage, Studien zur theologischen Ethik, Herder, Freiburg, S. 35
2 Vgl. Ebd. S. 11
3 Vgl. Braun, W. (2010): Droht uns eine ethische Abstumpfung? In: Psychologie Heute 2/2010, Julius Beltz, Weinheim, S. 16
4 Vgl. Jansen, M.G. (2003): Interdisziplinäre Ethik – Mensch und Medien, Entwurf einer Ethik der Medienrezeption, Peter Lang, Frankfurt am Main, S. 173, 194
5 Vgl. Schulze, G. (1999): Kulissen des Glücks – Streifzüge durch die Eventkultur, Campus, Frankfurt am Main, S. 49
6 Vgl. Derenthal, B. (2006): Medienverantwortung in christlicher Perspektive, ein Beitrag zu einer praktisch-theologischen Medienethik, Lit, Berlin, S. VIII
7 Vgl. Heesen, J. (2008): Medienethik und Netzkommunikation, Öffentlichkeit in der individualisierten Mediengesellschaft, Humanitas Online, Frankfurt am Main, S. 7
8 Vgl. Schulze a.a.O. S. 60
9 Vgl. Heesen a.a.O. S. 27
10 Vgl. Jansen a.a.O. S. 173
11 Vgl. Braun a.a.O. S. 16f
12 Vgl. Krack, G., Schlör, V. (2003): Medienphilosophie/Medienethik – zwei Tagungen – eine Dokumentation, Peter Lang, Frankfurt am Main, S. 100
13 Platon: Phaidros oder Vom Schönen, übersetzt von Kurt Hildebrandt, Reclam, Stuttgart, S. 11
14 Aristoteles: Aristoteles Physik: Vorlesung über die Natur, griech.-dt., übersetzt mit einer Einführung und mit Anmerkungen. Hrsg. Hans Günter Zekl (1987), Meiner, Hamburg, S. 186
15 Rousseau, J.,J.: Emile ou De L' Éducation (Paris 1762). Dt. Übersetzung nach Hermann Denhardt: Emil oder über die Erziehung. Neue Ausgabe. 2 Bände. Leipzig, Neuauflage 2010, Anaconda, Köln, S. 311
16 Schiller, F: Über naive und sentimentale Dichtung. In: Gesamtausgabe Band 19, theoretische Schriften dritter Teil, Neuauflage (1996), C. H. Beck, München, S. 134
17 Adorno, T.W: Über Technik und Humanismus. In: Lenk, H., Ropohl, G., Technik und Ethik (1993), Reclam, Stuttgart, S. 22
18 Vgl. Holderegger a.a.O. S. 33
19 Vgl. Viritio, P. (1996): Die Eroberung des Körpers, Fischer, Frankfurt am Main, S. 14f
20 Simmel, G: Soziologie, Untersuchungen über die Formen der Vergesellschaftung, Neuauflage (1992), Suhrkamp, Frankfurt am Main, S. 689
21 Vgl. Krack, Schlör a.a.O. S. 12f
22 Vgl. Holderegger a.a.O. S. 37
23 Vgl. Krack, Schlör a.a.O. S. 26
24 Vgl. Braun a.a.O. S. 16
25 Vgl. Ebd. S. 16

26 Vgl. Schachtner, C. (2010): Ich bin online, also bin ich. In: Psychologie Heute 3/2010, Julius Beltz, Weinheim, S. 31

27 Vgl. Rifkin, J. (2010): Die empathische Zivilisation, Neue Wege zu einem globalen Bewusstsein, Campus, Frankfurt am Main, S. 401

28 Vgl. Polok, R., Kromer, J., Friesl, C. (2008): Lieben, Leisten, Hoffen – Die Wertewelt junger Menschen in Österreich, Czernin, Wien, S. 11f

29 Vgl. Schachtner a.a.O. S. 32

30 Rifkin a.a.O. S. 408

31 Vgl. Heesen a.a.O. S. 140

32 Noelle-Neumann, E. (1996): Wirkung der Massenmedien auf die Meinungsbildung. In: Schulz, W., Wilke, W.J., Fischer Lexikon, Publizistik, Massenkommunikation, Fischer, Frankfurt am Main, S. 518

33 Anders, G. (1994): Die Welt als Phantom und Matrize, Philosophische Betrachtungen über Rundfunk und Fernsehen, In: Die Antiquiertheit des Menschen Band I: Über die Seele im Zeitalter der zweiten industriellen Revolution, C. H. Beck, München, S. 97

34 Vgl. Bushman, B., Anderson, C.A. (2009): Comfortably numb, Desensitizing effects of violent media on helping other. In: Psychological Science 3/2009, S. 273-277

35 Vgl. Jansen a.a.O. S. 72

36 Vgl. Derenthal a.a.O. S. 15

37 Vgl. Jansen a.a.O. S. 70

38 Vgl. Derenthal a.a.O. S. 16

39 Vgl. Krack, Schlör a.a.O. S. 58

40 Vgl. Ebd. S. 60

41 Vgl. Rifkin a.a.O. S. 410

42 Baudrillard J. (1994): Die Ekstase der Kommunikation. In: Das Andere Selbst, Passagen, Wien, S. 10

43 Vgl. Gergen, K.J. (1996): Das übersättigte Ich, Identitätsprobleme im heutigen Leben, Carl Auer, Heidelberg, S. 241

44 Vgl. Gergen, K.J. (1992): The Decline and Fall of Personality. In: Psychologie Today 11/1992, S. 58f

45 Vgl. Rifkin a.a.O. S. 410

46 Vgl. Tenzer, E. (2010): Permanent Online – Wie die neuen Medien das Leben verändern. In: Psychologie Heute 1/2010, Julius Beltz, Weinheim, S. 32

47 Vgl. Krack, Schlör a.a.O. S. 96f

48 Vgl. Spitzer, M. (2009): Vorsicht Bildschirm – Elektronische Medien, Gehirnentwicklung, Gesundheit und Gesellschaft, Deutscher Taschenbuch, München, S. 197

49 Vgl. Rifkin a.a.O. S. 412

50 Vgl. Rutledge, C., Archer, R.P., Trumbetta, S., Gottesman, I.J. (2003): Changes in Adolescent Response Patterns on the MMPI/MMPI-A, Across Four Decades. In: Journal of Personality Assessment, S. 74ff

51 Vgl. Rifkin a.a.O. S. 412

52   Tenzer, E. (2010): ADHS ist die Folge von Sozialerfahrungen, Interview mit Prof. G. Hüther. In: Psychologie Heute 3/2010, Julius Beltz, Weinheim, S. 12

53   Bergmann, W., Hüther, G. (2006): Computersüchtig – Kinder im Sog der modernen Medien, Patmos, Düsseldorf, S. 75

54   Vgl. Krack, Schlör a.a.O. S. 96

55   Vgl. Rifkin a.a.O. S. 410

56   Markow, D. (2006): Friendship in the Age of Social Networking Websites. In: Trends and Tudes, 9/2006, S. 13

57   Vgl. Tenzer, E. (2010): Permanent Online – Wie die neuen Medien das Leben verändern. In: Psychologie Heute 1/2010, Julius Beltz, Weinheim, S. 32

58   Vgl. Winnograd, M., Hais, M.D. (2008): Myspace, YouthTube and the Futur of American Politics, Rutgers University Press, New York, S. 5

59   Vgl. Rifkin a.a.O. S. 409

60   Vgl. Krack, Schlör a.a.O. S. 65

61   Vgl. Rifkin a.a.O. S. 409

62   Markow a.a.O. S. 14f

63   Rifkin a.a.O. S. 414

64   Merkel, A.: In 150 Minuten durch die CeBit. In: Mitteldeutsche Zeitung 3. 3. 2010, Mitteldeutsches Druck- und Verlagshaus, Halle/Saale, S.17

65   Hüther, G. (2006): Bedienungsanleitung für ein menschliches Gehirn, Vandenhoeck & Ruprecht, Göttingen, S. 18

66   Weber, M.: Gesammelte Aufsätze zur Wissenschaftslehre, Tübingen, Neuauflage 1969, S. 428

67   Fromm, E. (2010): Haben oder Sein, Deutscher Taschenbuch, 37. Auflage München, S. 211

68   Fromm, E. zitiert in: Meier, J. (2010): Renaissance des Humanismus? In: Psychologie Heute 4/2010, Julius Beltz, Weinheim, S. 44

69   Grundgesetz für die Bundesrepublik Deutschland (1990), Bundeszentrale für politische Bildung, Bundesverlags- und Druckwesen, Bonn, S. 1

III Schutz dem schätzenswertesten Gut – mit Achtsamkeit und Verantwortungswahrnehmung zu einer neuen Gesundheitskultur

Die individuelle Persönlichkeit ist, wie anhand der Essays eindeutig zu erkennen ist, durch Identitätsziele, wie etwa Anerkennung, Autonomie, Selbstachtung, soziale Integration, Selbstverwirklichung und Originalität, gekennzeichnet. Zu diesen Aspekten lassen sich Parallelen zu dem Kohärenzgefühl ziehen, die in den jeweiligen Punkten der Essays die korrelative Beziehung von gesellschaftlich-kulturellen Bedingungen und der individuellen Entwicklung belegen können. Die Entwicklung der Ich-Identität und des Kohärenzgefühls bilden demzufolge eine Schnittstelle.[1]

Den entscheidenden Einfluss auf das kohärente Erleben und somit auf das positive Gesundheitsempfinden bzw. Gesundheitserleben des Menschen sowie das daraus resultierende Identitätsgefühl hat die Qualität der psychosozialen Beziehungen und Bindungen zu wichtigen Bezugspersonen und anderen sozialisierenden Systemen.[2]

Mit dem Wegfall traditioneller Institutionen, die allgemein verbindende Vermittlungsformen dargestellt haben, wird die Frage des kohärenten Erlebens zu einem zentralen Identitätskonflikt der reflexiven Moderne. Den neuralgischen Punkt des Kohärenzgefühls bildet – wie ausgeführt worden ist – die soziale Anerkennung. Diese basale Voraussetzung für die stabile Identitätsentwicklung und damit auch der psychischen und körperlichen Gesunderhaltung scheint unter dem Einfluss der Individualisierung und Verschiebung der sozialen Bindungsgefüge eine veränderte Bedeutung zu erlangen.

Die Psychotherapeutin Renate Höfer erläutert in dem Zusammenhang: *„Die neue Identitätsforschung betont die Kontinuität, Kohärenz und Entwicklungslogik aufgrund der gesellschaftlichen Wandlungsprozesse, die ihre Passförmigkeit verloren hat (…) Identität wird nicht mehr als Entstehung eines inneren Kerns aufgefasst, sondern als Prozessgeschehen kontinuierlicher alltäglicher Identitätsarbeit, als permanente Passungsarbeit zwischen der inneren* *und äußeren Welt.* "[3] Das Identitätsgefühl entsteht demnach in der täglichen Erfahrung des kohärenten Erlebens. Auf der Grundlage von psychischen Lernmechanismen werden die äußeren und inneren Anforderungserfahrungen verarbeitet und schemahaft abgespeichert.[4]

Die sich entwickelnde Persönlichkeit und Identität bilden sich demzufolge auf der Grundlage des ausgeprägten Kohärenzgefühls in dem Dialog mit der Umwelt, den Eltern und anderen Bezugspersonen sowie mit kulturellen Institutionen und Kontextsystemen.[5] Auf dieser Basis wird die Identität nicht nur als ein Produkt der eigenen Erfahrungen verstanden, sondern als ein Prozess des eigenen Werdens. Die u.a. von Renate Höfer beschriebene Tendenz des Wandels der gesellschaftlichen Rahmenbedingungen für die stabile Identitätsausbildung erscheint – im Hinblick auf die beschriebenen Bedingungen für das kohärente Erleben und damit der Ausbildung einer stabilen Identität – als eine prekäre und handlungsbedürftige Situation.[6]

So stellt u.a. die renommierte Bielefelder Psychologin Petra Kolip warnend die Fragen: *„Wenn die Umgebungssituation durch Individualisierung, Globalisierung und Pluralisierung gekennzeichnet ist,…wie kann dann der Mensch diesen Tendenzen entgegenwirken oder sie gar kompensieren?…Wie sollen Kinder und Jugendliche ein Kohärenzgefühl entwickeln, wenn tradierte, konsensuale Muster, Werte und Überzeugungen nur eingeschränkt zur Verfügung stehen und ein entsprechender Identitätsausbildungsprozess zuvor erst durchschritten und geleistet werden muss?"*[7] Die Fragestellung der Psychologin ist im Hinblick auf die steigende Zahl der Kinder und Jugendlichen, die an psychischen und emotionalen Befindlichkeitsbeeinträchtigungen leiden, erschreckend.[8]

Es lässt sich feststellen, dass das Kohärenzgefühl und die Identitätsentwicklung in wechselseitiger Beziehung zueinander stehen und damit gleichzeitiger Bestandteil von Gesundheit und Gesundsein sind. Die Gesundheit kann demnach als Ausdruck der individuellen Lebensgeschichte begriffen werden, die durch eine dynamische Konstellation der sozialen Umgebung gespeist wird.[9] So lässt sich erklären, dass das kohärente Erleben von Anbeginn des Lebens einen protektiven und einflussreichen Faktor für die Gesundheit darstellt, der sich unter bestimmten Bedingungen ausprägen kann.[10]

Es steht somit außer Frage, dass das Kohärenzgefühl ein protektiver Faktor der Gesundheit und damit der individuellen sowie stabilen Identitätsentwicklung sein kann. Wie festgestellt worden ist, bildet das Ausmaß des kohärenten Erlebens – bereits im pränatalen Zeitraum – das Fundament der psychischen Gesundheit und entscheidet mit darüber, ob die Belastungen des Lebens als bedrohlich, unüberwindbar oder als Herausforderungen angesehen werden können. Die Darlegung, dass der gesamte Lebensprozess – von der Zeugung an – in bestimmender und vielschichtiger Weise mit den systemischen und den gesellschaftlichen Bedingungen korreliert, erhärtet die neueren Erkenntnisse der Neurobiologie, der Psychoanalyse und der Entwicklungs- bzw. Bindungsforschung.[11] Die zunehmende Brüchigkeit sozialer Bindungsgefüge in der Gesellschaft erfordert aus diesem Grund eine Neuorientierung in der gesundheitlichen Wahrnehmung der Menschen. Der Mediziner Peter Baumann fordert deshalb, dass *„jeder Einzelne seine Verantwortung wahrnehmen muss"*.[12]

Das biopsychosoziale Verständnis und die gesundheitswissenschaftlich-salutogenetischen Ansichten werden in ihrer fundamentalen Bedeutsamkeit in das Bewusstsein der Menschen implementiert, wenn hierzu auch die Medizin und die therapeutischen Berufe einen noch maßgeblicheren Beitrag leisten und den Fokus noch stärker auf ein ganzheitliches Gesundheitsverständnis richten. Der Physiker und Denker Werner Heisenberg (1901-1976) konstatiert: *„Die fruchtbarsten Entwicklungen haben sich überall dort ergeben, wo zwei unterschiedliche Arten des Denkens zusammentrafen."* [13]

In diesem Sinn kann nur die weiterentwickelte Form des summierten Gedankenguts dazu beitragen, den gesundheitlichen Anforderungen der Gesellschaft adäquat zu begegnen. Die Salutogenese und das Kohärenzerleben müssen demnach auch im Hinblick auf die grundgesetzliche Zielsetzung des Sozialstaatsprinzips der Bundesrepublik Deutschland einen entsprechenden Stellenwert in der Prävention und Gesundheitsförderung einnehmen. Die Ideale der Humanität, nach denen das Grundgesetz konzipiert ist, können mit einem neuen *„empfindsamen Verständnis"* der zusammenhängenden Komplexität von Gesellschaft, Identität und damit auch der Gesundheit erreicht werden. In dem Zusammenhang hat u.a. der Sozialpsychologe, Humanist und Philosoph Erich Fromm bereits vor über 50 Jahren für die *„Renaissance des Humanismus"* plädiert.[14]

Aus diesem Verständnis resultierend, dürfen radikale ökonomische und ausschließlich profit-orientierte „Werthaltungen" in öffentlichen Gütern wie dem Gesundheits- sowie auch dem Bildungswesen keinen übergeordneten Platz erhalten. Die Regeln der Marktwirtschaft, so belegen es die dargestellten Ausschnitte, gelten nicht für das Gesundheitssystem; denn Aspekte wie Individualität, Zuwendung und Aufmerksamkeit sind keine ökonomischen Größen und auch keine Eigenschaften, die mit technischen Kennziffern und Evidenz zu tun haben, sondern vor allem mit einer inneren Haltung der agierenden Menschen, die in erster Linie nicht durch finanzielle Anreize entsteht, sondern durch Vorbild, Wertschätzung, Motivation und Menschlichkeit. Die gesellschaftliche und individuelle Verantwortung muss dabei vor allem von den geistigen Vorreitern aus der Wissenschaft und Forschung wieder stärker wahrgenommen werden; denn so, wie bereits in Goethes „Faust" orientierend aufgezeigt wird, sind *„Vernunft und Wissenschaft – des Menschen allerhöchste Kraft"*.[15]

Mithilfe solcher intrinsischen Grundhaltungen können wir es als gemeinschaftliches Wesen schaffen, die uns umgebende Plastizität der Welt als solche anzuerkennen bzw. in diesem Verständnis auch zu gestalten und somit die Wahrung der Größe sowie die Unantastbarkeit der Würde des Menschen als unverzichtbare, realisierbare ethische Handlungs- und Zielgrößen in die täglichen Denk- und Handlungsweisen der Menschen noch stärker zu integrieren.[16]

Literaturangaben

1   Vgl. Wydler, H., Kolip, P., Abel, T. (2000): Salutogenese und Kohärenzgefühl –
    Grundlagen, Empirie und Praxis eines gesundheitswissenschaftlichen Konzepts, Juventa,
    Weinheim, S. 61

2   Vgl. Franz, M., West-Leuer, B. (2008): Bindung – Trauma – Prävention.
    Entwicklungschancen von Kindern und Jugendlichen als Folge ihrer Beziehungserfahrung,
    Psychosozial, Gießen, S. 73

3   Höfer, R. (2000): Kohärenzgefühl und Identitätsentwicklung. In: Wydler, H., Kolip, P.,
    Abel, T. (2000): Salutogenese und Kohärenzgefühl – Grundlagen, Empirie und Praxis eines
    gesundheitswissenschaftlichen Konzepts, Juventa, Weinheim, S. 59

4   Vgl. Wydler, H., Kolip, P., Abel, T. a.a.O. S. 61

5   Vgl. Petzold, T.D. (2010): Lust und Leistung und Salutogenese, Verlag Gesunde
    Entwicklung, Bad Gandersheim, S. 21

6   Höfer, R. a.a.O. S. 60

7   Vgl. Kolip, P., Wydler, H., Abel, T. (2000): Salutogenese und Kohärenzgefühl. In: Wydler,
    H., Kolip, P., Abel, T. (2000): Salutogenese und Kohärenzgefühl – Grundlagen, Empirie
    und Praxis eines gesundheitswissenschaftlichen Konzepts, Juventa, Weinheim, S. 14

8   Vgl. Ebd. S. 13

9   Vgl. Wydler, H., Kolip, P., Abel, T. a.a.O. S. 61

10 Vgl. Ebd. S. 63

11 Vgl. Hüther, G. (2006): Bedienungsanleitung für ein menschliches Gehirn, Vandenhoeck &
    Ruprecht, Göttingen, S. 16

12 Baumann, P.H. (2010): Ganzheit – Einladung zur Unversehrtheit, 2. Auflage, Pro Buisness,
    Berlin, S. 13

13 Heisenberg, W: Der Teil und das Ganze, Neuauflage 1969, Piper,München, S. 67

14 Fromm, E. (2010): Haben oder Sein, Deutscher Taschenbuch, 37. Auflage München

15 Goethe, J.W. von: Faust – Der Tragödie erster Teil, 15. Auflage (1960), Vers 1852f, Reclam
    Universalbibliothek, Leipzig

16 Grundgesetz für die Bundesrepublik Deutschland (1990), Bundeszentrale für politische
    Bildung, Bundesverlags- und Druckwesen, Bonn, S. 1

Über den Autor

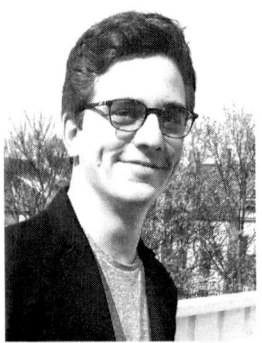

Denny Paulicke absolvierte die Ausbildung zum staatlichen anerkannten Logopäden in Leipzig und studierte Gesundheitswissenschaften (B.Sc.) an der IB-Hochschule Berlin sowie Gesundheits- und Pflegewissenschaften (cand. M.Sc.) an der Martin-Luther-Universität Halle-Wittenberg, an der er u.a. als Gastdozent tätig gewesen ist. Er lehrt an verschiedenen Berufsfachschulen im Gesundheitswesen und arbeitet zurzeit an einer Studie zum ethischen Bewusstsein und Genesungsverhalten in den Gesundheitsfachberufen.

Edition Amici

Edition Amici Essay

Alf Hermann
>Doch alle Kunst will Ewigkeit
>Essays mit einer neuen Sicht auf alte Meister

Alf Hermann
>Noch einmal nachgedacht
>Ein Essay über sieben letzte Fragen

Krisztina Jütten
>Farben der Geschichte
>Im Gespräch mit der Künstlerin Sabine Hoffmann

Edition Amici Drama

Helmut Landwehr
>Romanzero. Disparates. Zwei Versuche über Heinrich Heine

Edition Amici Prosa

Marion Röttgen
>Kindheiten – Kurzgeschichten

Marion Röttgen
>Schlimme Geschichten

Rolf Jeblick
>Tunakler. Geschichte eines Besatzungskindes

Edition Amici Studien

Hanns Frericks
>Kant und seine Relevanz für ethische Probleme der Gegenwart.

Denny Paulicke
>Was ist Gesundheit?